Veröffentlichungen aus der

Forschungsstelle für Theoretische Pathologie

(Professor Dr. W. Doerr)

der Heidelberger Akademie der Wissenschaften

Supplement 1 / Jahrgang 1977

zu den Sitzungsberichten der

Mathematisch-naturwissenschaftlichen Klasse

W.-W. Höpker

# Das Problem der Diagnose und ihre operationale Darstellung in der Medizin

Thesauruserstellung unter Mitarbeit von

U. Grellmann   K. Kayser   H. v. Kenne
O. Mehraein   U. Müller   W. Ramisch
E. Rothemund   G. Seither   W. Weimer

Mit 25 Abbildungen

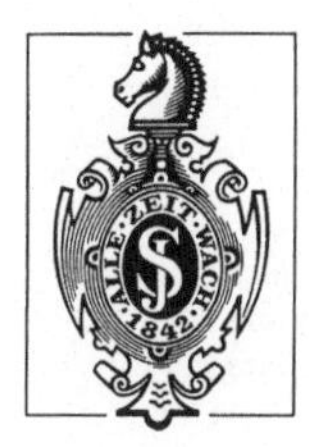

Springer-Verlag
Berlin Heidelberg New York 1977

Priv.-Doz. Dr. Wilhelm-Wolfgang Höpker
Pathologisches Institut der Universität, Westring 17
4400 Münster

Dr. U. Grellmann · Dr. Dr. K. Kayser · Dr. U. Müller
Dr. W. Ramisch · Dr. G. Seither · Dr. W. Weimer
Alle Pathologisches Institut der Universität Heidelberg, Im
Neuenheimer Feld 220/221, 6900 Heidelberg 1

Dr. P. Mehraein · Dr. E. Rothemund
Beide Deutsche Forschungsanstalt für Psychiatrie, Max-
Planck-Institut, Institut für Neuropathologie, Kraepelin-
Straße 2, 8000 München 40

H. von Kenne
Berufsförderungswerk Heidelberg, Rehabilitationszentrum
in der Bundesrepublik Deutschland, Träger: Stiftung Rehabilitation Heidelberg, Bonhoefferstraße, 6900 Heidelberg

ISBN-13:978-3-642-66563-9          e-ISBN-13:978-3-642-66562-2
DOI: 10.1007/978-3-642-66562-2

Library of Congress Cataloging in Publication Data. Höpker, W.-W., 1942 –   Das Problem der
Diagnose und ihre operationale Darstellung in der Medizin. (Veröffentlichungen aus der Forschungs-
stelle für Theoretische Pathologie der Heidelberger Akademie der Wissenschaften) (Supplement zu
den Sitzungsberichten der Mathematisch-Naturwissenschaftlichen Klasse; Jahrg. 1977, 1) Biblio-
graphy: p. 1. Diagnosis – Data processing. 2. Nosology – Data processing. 3. Subject headings –
Medicine. 4. Information storage and retrieval systems – Medicine. I. Grellmann, U. II. Title. III.
Series: Heidelberger Akademie der Wissenschaften. Forschungsstelle für Theoretische Pathologie.
Veröffentlichungen aus der Forschungsstelle für Theoretische Pathologie der Heidelberger Akademie
der Wissenschaften. IV. Series: Heidelberger Akademie der Wissenschaften. Mathematisch-Naturwissenschaftliche Klasse. Sitzungsberichte: Supplement; Jahrg. 1977, 1. RC71.3.H63 616.07'5'0285
76-56730

Die ersten Versuche einer halb- bzw. vollautomatisierten Dokumentation der Medizin reichen im deutschsprachigen Raum etwa zehn Jahre zurück. Probleme der Geräte und technischen Ausstattung („hard-ware") standen zunächst im Vordergrund. Es zeigte sich jedoch bald, daß die insgeheim erhoffte Patentlösung der Dokumentationsfrage innerhalb der Medizin nicht erwartet werden konnte. Für jeden Teilbereich zeichnete sich eine fachbezogene Problemlösung ab, welche jedoch das Instrumentarium und die begriffliche Ausstattung der klassischen Dokumentation überforderte. Die damals noch in den Anfängen stehende Informatik schien diese methodische Lücke füllen zu können. Das, was man heute als „angewandte Informatik" bezeichnen könnte, hatte damals seinen zukünftigen Aufgabenbereich erhalten.

Der hier vorgestellte Thesaurus der Medizin ist innerhalb einer größeren Arbeitsgruppe entstanden. Er ist ein getreues Abbild dieser Entwicklung. – Aufgabe war zunächst, einen Schlüssel für die Dokumentation in der Pathologie zu erstellen. Es zeigte sich, daß dies ohne Berücksichtigung der klinischen Disziplinen nur schwer zu bewerkstelligen war. Diese mußten in einem ersten Erweiterungsschritt in den Thesarus eingearbeitet werden. Auch die Methoden der Dokumentation wurden inzwischen weiterentwickelt, Teillösungen des Problemes der automatisierten Klartextanalyse zeichneten sich ab. Das Verzeichnis der nun fast die gesamte Medizin betreffenden Termini mußte erweitert werden zu einer operationalen Darstellung, welche den nahtlosen Übergang zu einer automatisierten Texterkennung garantieren konnte. Mit anderen Worten: Gefordert wurden zusätzliche Angaben der Bedeutungsinhalte der abgebildeten Begriffe, welche automatisiert erkannt werden und – wenn zusammengesetzt – ohne zusätzliche intellektuelle Leistung (also vom Rechner) zu dem betreffenden Begriff hinführen sollte. Das Ergebnis war eine differenzierte Facetten- und Klassifikationsstruktur. Bereits zu Beginn der Arbeit gab es mehrere weitverbreitete Schlüsselsysteme und Thesauri. Jedes dieser Systeme war aus einem anderen Blickwinkel heraus entstanden und erfüllte seine Aufgabe auf seinem Platze in hervorragender Weise. Sollte dieser „Thesaurus der Medizin" Verbreitung finden und gleichzeitig auch das Interesse internationaler Benutzerkreise wecken können, so war die Integration der wichtigen bereits vorhandenen Schlüsselsysteme Voraussetzung.

Das Ergebnis dieses überaus arbeitsreichen Entwicklungsprozesses wird hier vorgestellt. Die Begriffe „Diagnose", „Krankheit" und „Gesundheit" u. a. haben eine Revision und neue Abgrenzung erfahren. Als überaus fruchtbar erwies sich der Modellbegriff von STACHOWIAK. Aspekte der Linguistik und Informationstheorie wurden berücksichtigt, doch wurden auch die Grenzen des bereits als klassisch zu bezeichnenden Begriffsinstrumentariums sichtbar. Insbesondere wurde deutlich, daß der traditionelle Begriff der Information den besonderen Ansprüchen der Medizin nicht gerecht werden kann.

Ohne die Hilfe zahlreicher Freunde und Mitarbeiter wäre der Thesaurus nicht entstanden. Herrn Prof. Dr. W. DOERR sei für zahlreiche Anregungen gedankt. Ohne ihn hätte die Arbeit nicht in dieser Form abgeschlossen werden können. Herrn Prof W. JACOB sei gedankt für die behutsame Hinführung zu dem Gesamtproblem. Das Berufsförderungswerk Heidelberg (Rehabilitationszentrum in der Bundesrepublik Deutschland) – insbesondere durch Herrn Priv.-Doz. Dr. W. AUGSBURGER (Forschungszentrum für Rehabilitation, Prävention und berufliche Bildung) – hat uns in überaus großzügiger Weise die Benutzung der dortigen Rechenanlagen ermöglicht; besonderer Dank gilt den Herrn H. BOHNERT, E. FLÖRCHINGER und A. KRAUTH vom Berufsförderungswerk, Herrn K. BUHBE vom Pathologischen Institut Heidelberg. Herrn Prof. G. PETERS, em. Direktor am Max-Planck-Institut für Psychiatrie, München, verdanken wir die Möglichkeiten zur Benutzung der Großrechenanlage des Max-Planck-Institutes in München-Garching. Insbesondere Herr Dr. L. v. LINDERN hat uns bei dem mehrwöchigen Besuch der Arbeitsgruppe in München in selbstloser Weise unterstützt.

Münster, im Dezember 1976         W.-W. HÖPKER

*Inhaltsverzeichnis*

# A. Einleitung

## 1. Klassische und neuere Definitionen von Krankheit und Gesundheit

Eine befriedigende begriffliche Abgrenzung derjenigen Zustände, welche wir mit Krankheit und Gesundheit bezeichnen, hat in der Vergangenheit nicht vorgelegen. Die Definition, daß „Krankheit eine Störung der Gesundheit" sei, verschiebt das Problem auf den Begriffsbereich der Gesundheit. Was aber unter Gesundheit verstanden werden soll, wird nicht ausgesagt. Die alte französische Schule des ausgehenden 18. sc. hat die Formulierung genannt (nach DOERR): „Gesundheit ist das ‚Schweigen' der Organe". Immerhin wird davon ausgegangen, daß die als Begriffsinhalt geordneten Merkmale von Gesundheit solche von Teileinheiten des menschlichen Körpers sein können. Die Projektion des Spannungsfeldes Krankheit – Gesundheit auf die verschiedenen Organe (bzw. Organsysteme; heute würden wir vielleicht den Begriff des Kompartimentes einführen) ist eine aus heutiger Sicht großartige Leistung. Diese Abgrenzung hat dann noch bei VIRCHOW (Zusammenstellung 1971) zu einer differenzierteren Definition der Krankheit geführt.

RÖSSLE (1932) versteht unter Krankheit die Gesamtheit aufeinander folgender, abnorm gearteter Reaktionen eines Organismus oder seiner Teile auf einen krankmachenden Reiz. Im Mittelpunkt dieses Versuches steht die Reaktion des Organismus; für RÖSSLE ist somit Krankheit zunächst ein Reaktionsphänomen. Man darf weiter sagen: Ohne einen solchen Organismus, wie ihn RÖSSLE versteht, gibt es nicht Krankheit. Schwierigkeiten bereitet der Begriff des krankmachenden Reizes. Ohne Zweifel wird hier subsummiert, was unter Reagibilität im engeren oder „Anthropologie des Krankhaften" (DOERR, 1972) im weiteren Sinne verstanden werden kann. Die Frage, warum überhaupt der menschliche Organismus auf ein Tuberkelbakterium reagiert und reagieren muß, warum er dieses Bakterium nicht „unbeachtet" lassen kann, stützt den Hintergrund dieser Definition ebenso ab wie die Beobachtung, daß die verschiedenen Tierspezies (einschließlich des Menschen) ein sehr unterschiedliches Reaktionsvermögen gegenüber Giften (z.B. Pilzgiften) zeigen. Beiläufig sei angemerkt, daß der Begriff „Gift" bisher noch nicht in einer befriedigenden Art und Weise abgegrenzt werden konnte.

In konsequenter Verfolgung dieses mehr anthropomorphen Standpunktes hat die WORLD HEALTH ORGANISATION (WHO) Gesundheit als „physisches, psychisches und soziales Wohlbefinden" beschrieben. Daß eine solche Definition für den Aufgabenbereich der WHO ausreicht und von Nutzen sein kann, sei unbestritten. Für die medizinischen Bereiche jedoch muß festgestellt werden, daß physisches Wohlbefinden nicht identisch zu sein braucht mit Gesundheit. Hier ansetzend hat GROSS (1969) Gesundheit definiert als Wohlbefinden bei erhaltener körperlicher Integrität und Adaptationsfähigkeit. In dieser Definition beschreibt GROSS (1969) zwei grundlegend verschiedene Aspekte der Gesundheit. Auf der einen Seite das subjektive Erlebnis dieses Zustandes als Wohlbefinden, auf der anderen Seite jene (mehr oder weniger als objektivierbar und operational darstellbar vorausgesetzte) Integrität und Adaptationsfähigkeit. Integrität ist wohl im Sinne der gestaltlichen Unversehrtheit des menschlichen Körpers, Adaptationsfähigkeit als volle Funktionsfähigkeit bei erhaltenem Kompensationsvermögen aufzufassen. In der Begriffsdefinition von GROSS ist die Dualität von Struktur und Funktion inbegriffen.

Ohne Zweifel gestattet der Begriff der Gesundheit bei GROSS eine befriedigende Abgrenzung auch von Krankheit. Krankheit sind dann eben diejenigen Zustände, in welchen wenigstens eine der drei von GROSS gemachten Voraussetzungen nicht gegeben sind. Krankheit wird man demnach relativ leicht abgrenzen können; mühselig scheint das Unternehmen zu werden, wenn Krankheiten definiert werden sollen.

In seiner Cellularpathologie hat VIRCHOW (1858) geschrieben: „Die Quelle der verschiedenartigen Erkrankungen ist eine abnorme Tätigkeit der Zellen.“ VIRCHOW hat hiermit zwei Voraussetzungen gemacht: Einerseits wird von ihm eine Norm vorausgesetzt und diese (implizit) als derjenige Zustand angegeben, welcher mit Gesundheit identisch sei, andererseits wird Krankheit hier (ebenso wie bei RÖSSLE) als ein Geschehen nach der Zeit mit einem dem Prozeß innewohnenden Tätigkeits- oder Reaktionsablauf dargestellt. Die Tätigkeiten (heute würden wir sagen: Funktionen) der Zellen anzugeben, macht keine Schwierigkeiten. Der Begriff der Norm jedoch scheint gegenüber dem dynamischen Begriff der Funktion dem Geschehen nach der Zeit nur schwerfällig gerecht werden zu können.

Von KEHL (1928) stammt der Satz: „Der Mensch ist eine Einheit und dieser Mensch erkrankt“. Es sind deman nicht (nur) die Zellen, welche Krankheit produzieren, sondern der ganze Mensch. Weiter: Krankheit ist nicht eine mögliche Eigenschaft „des“ Menschen, sondern Krankheit ist eine Eigenschaft eines und dieses Menschen.

KOCH (1920) hat bereits die Diagnose als eine Anleitung zum rechten ärztlichen Handeln beschrieben. Zusammen mit den Aspekten der Ätiologie und der Prognose leiten sich hieraus die Anweisungen der Therapie ab. Therapie ist die ärztliche Bedienung (bzw. Behandlung). Die Aufgabe des Arztes ist, zu behandeln. Formuliert man diesen Auftrag im Bereich einer (wie auch immer beschriebenen) ethischen Norm, so ist die Aufgabe des Arztes darin zu sehen, zu helfen und im Rahmen der Hilfe nach Möglichkeit zu heilen. Die Aufgabe des Arztes ist *nicht* zu heilen! Diesem Auftrag werden die Ärzte leider nur sehr selten gerecht (SCHAEFER, 1971). In diesem Zusammenhang sei angemerkt, daß das Funktionsziel eines Krankenhauses oder wichtiger Funktionsteile nicht das einer „schnellen Heilung“ (KÖHLER, 1973) sein kann. Ein solches Ziel muß vielmehr als adäquate Hilfe (mit dem möglichen Optimum der Heilung) gegenüber dem Patienten angegeben werden. Angesichts der Tatsache, daß die meisten (vor allem chronischen) Erkrankungen heute „unheilbar“ sind, wären sämtliche Krankenhäuser prinzipiell fehleingesetzt. Diese Definition könnte unerwünschte Folgen haben: Unheilbar kranke Patienten können deshalb nicht behandelt werden, weil die Zielvorstellung einer solchen Patientenbehandlung innerhalb eines Krankenhauses nicht mit der Zielfunktion dieser Anstalt übereinstimmt!

2

Intuitiv hat Bürger (1956) diesen zweiten, vernachlässigten Teilaspekt der Diagnose getroffen: „Eine gute Diagnose wird aus Abstraktion und Einfühlung geschaffen". Beide Begriffe werden in den nachfolgenden Ausführungen nicht definiert. Von Engelhardt (1973) werden bereits verschiedene Stufen der Diagnostik angegeben. Anhand der klinischen Symptomatik wird davor gewarnt, Befunde vorschnell in den Rang von Diagnosen zu erheben. Auch Hartmann (1972) sieht in der Diagnose einen funktionsorientierten Hilfsbegriff. Diese Funktion wird mehr mit Unterscheiden als mit wissenschaftlich Erkennen beschrieben: „Was bleibt, ist die Diagnose als ein Zwischenergebnis einer Bewertung einer Situation mit dem Charakter einer verifizierbaren Situationshypothese". Gross (1973, 1974, 1975) betont demgegenüber den formalen, auch wissenschaftlich reproduzierbaren Anteil der Diagnose, wobei die verschiedenen Modelle algorithmischer Diagnostik (Koller, 1967, 1972; Lange, 1971) systematisch (Jesdinsky, 1972; Sadegh-Zadeh, 1974) nachvollzogen werden (eine ausführliche Darstellung mit kritischer Würdigung findet sich bei Westmeyer, 1972).

Wie unten erläutert werden soll, hat es den Anschein, als ob die Widersprüche auf eine Verwechslung der Begriffe „Diagnose" und „Krankheitseinheit" zurückgeführt werden können.


## 2. Basisdefinition

Halten wir fest: Krankheit ist eine abnorme Tätigkeit der Zellen; und: Krankheit ist ein Vorgang, welcher den ganzen Menschen und nicht nur seine Teile betrifft. – Der Begriff, welcher die Cellularpathologie Virchow's (1858) und auch die anthropologische Definition von Krehl (1928) aus ihrer Gegensätzlichkeit heräusbringt und diese als besondere Zustände eines übergeordneten Systemes erscheinen läßt, ist der Begriff des Regelsystems (Wiener, Nachdruck 1963).

Sämtliche Funktionen des Organismus können als ineinander verschachtelte, sich gegenseitig beeinflussende Regelkreise verstanden werden (Kment, 1957; Drogendijk, 1960; Weizsäcker, 1971). Unter Regelkreis wird in diesem Zusammenhang ein System verstanden, welches seinen Wert (IST-Wert) durch Informationsrückkoppelung in bestimmten Bereichen konstant hält. Hierbei bleibt die Gesamtinformation des Systemes konstant. Der Regler in einem solchen Regelkreis bestimmt den Sollwert, ihm wird die Information über den tatsächlichen (IST-)Wert des Systemes über den Fühler gemeldet, der Regler ändert entsprechend die Stellgröße und beeinflußt das Stellglied. Mit dieser Reaktion ist die (von außen einwirkende) Störgröße auf das Regelsystem kompensiert. Überträgt man dieses stark vereinfachte Modell auf die Definitionsversuche von Krankheit, so können wir sagen: *Krankheit ist eine Störung des Regelverhaltens.* Unter *Störung* soll hier eine nicht optimale Sollwerteinstellung des Regelkreises verstanden werden. Damit eine Krankheit als solche erkannt werden kann, muß gefordert werden, daß die Abweichung des Sollwertes einen gewissen minimalen Wert nach Qualität, Quantität und Zeit überschreitet.

Bei dieser Definition ist unmittelbar evident, daß die Begriffsbestimmungen von Virchow (vgl. 1971) und Krehl (1928) durchaus als Sonderfälle aufgefaßt werden können. Auch die Definition von GROSS (1969) geht ohne nennenwerte Widersprüche hier auf, die Definition der WHO ist nur dann befriedigend, wenn „Wohlbefinden" als optimale Sollwerteinstellung des organismischen Gesamtsystemes verstanden wird. Offenbar wird hier jedoch dieser Begriff strapaziert, denn Wohlbefinden setzt ein Subjekt voraus.

Diese Definition läßt zudem zu, daß zwischen Krankheit und Gesundheit unendlich viele Zwischenzustände angenommen werden können. Die verschiedenen Störungszustände des Gesamtsystemes sollen (unter der Bedingung einer operationalen Begriffsbildung) als Krankheitseinheiten bezeichnet werden. Das Wissen über die Krankheitseinheit im Einzelfall (am Krankenbett) ist als derjenige Anteil der Diagnose anzusehen, welcher operational und damit reproduzierbar zu den objektivierbaren Inhalten der Diagnose gehört. Den restlichen Teil der Diagnose wollen wir als praktische Handlungsanleitung für den Arzt auffassen. Wir halten demanch fest: *Krankheit* ist eine Störung des Regelverhaltens. *Krankheitseinheiten* sind Begriffe möglicher Ausprägungen einer nicht optimalen Sollwerteinstellung des Gesamtsystemes. *Diagnose* ist eine praktische Handlungsanleitung für den Arzt, welche mit einem möglichst großen, reproduzierbaren Inhalt auszustatten ist.

# B. Voraussetzungen

## 1. Der Modellbegriff von STACHOWIAK

Der Modellbegriff von STACHOWIAK (1965, 1969, 1971, 1973) hat sich in der gesamten Dokumentations- und Informationswissenschaft als sehr fruchtbar erwiesen. Der Begriff erlaubt es, zu zahlreichen traditionellen Begriffen der Wissenschaftstheorie, der Informationstheorie und auch zu denjenigen Begriffen, welche den Erfahrungswissenschaften (insbesondere der Medizin) zugrunde liegen, eine standfeste und konsistente Beziehung darzustellen. Da der von STACHOWIAK angeführte Modellbegriff auch die Gesamtheit der kybernetischen Modelle impliziert, soll hier in vereinfachter Form auf die Ausführungen von STACHOWIAK (insbesondere 1965) eingegangen werden.

Nach STACHOWIAK kommen einem Modell drei Merkmal zu (Abb. 1):

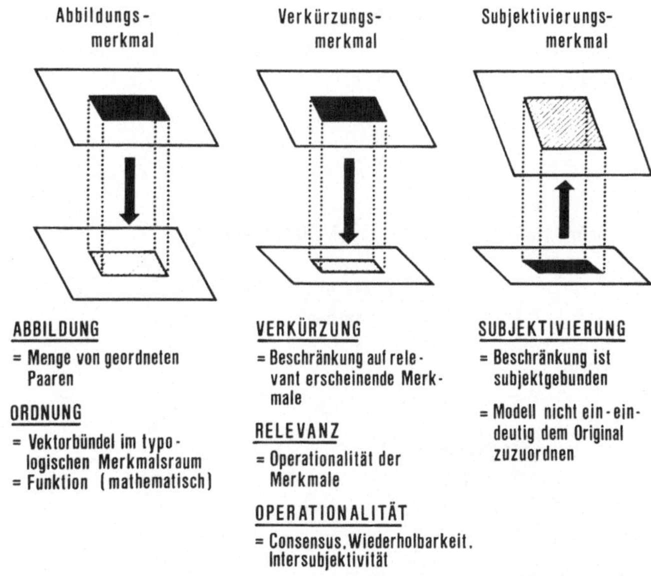



Abb. 1.   Merkmale eines Modelles (nach STACHOWIAK). Geometrische Darstellung von Abbildungs-, Verkürzungs- sowie Subjektivierungsmerkmal. Darunter finden sich die Hauptkriterien, welche ihrerseits grob definiert werden. – Das Subjektivierungsmerkmal spielt in den empirischen Wissenschaften eine untergeordnete Rolle. Es projiziert sich im wesentlichen auf das Verkürzungsmerkmal. Die Betrachtung des Gültigkeitsbereiches der ärztlichen Diagnose zeigt jedoch, daß diese im hohen Maße subjektgebunden ist und nur in Ausnahmefällen dem „Original" ein-eindeutig zugeordnet werden kann.

*1. Abbildungsmerkmal.* Formal wird unter *Abbildung* eine Menge von geordneten Paaren verstanden. *Ordnung* wird als Vektorbündel im typologischen Merkmalsraum angegeben. Der Begriff der Ordnung kann – wenn formalisiert und verallgemeinert – in den mathematischen Begriff der *Funktion* überleiten. – Das Abbildungsmerkmal besagt, daß Modelle stets Modelle „von etwas" sind. Modelle können auch Modelle von Modellen sein. Die Gesamtheit der Modelle als auch die Gesamtheit der Originale werden als Systeme bezeichnet. Unter *System* soll ein auf allgemeine Grundsätze zurückführbares, geordnetes Ganzes verstanden werden.

*2. Verkürzungsmerkmal.* Modelle beschränken sich auf die Darstellung nur bestimmter Merkmale des Originals. Diese Beschränkung auf die als relevant erachteten Merkmale wird als Verkürzung bezeichnet. *Relevant* können alle diejenigen Merkmale sein, welche operational abbildbar sind. Der Begriff *Operationalität* ist gebunden an den Konsensus der Beteiligten, der Wiederholbarkeit der Beobachtungsvorgänge sowie die Unabhängigkeit der gewonnenen Erkenntnisse vom Einzelforscher.

*3. Subjektivierungsmerkmal.* Wesentliche Anteile der Verkürzung des Modelles bezüglich des Originales sind subjektgebunden. Die Projektion des Modelles zurück auf das Original ist aus diesem Grunde nicht eindeutig. – In den empirischen Wissenschaften (die Situation des Arztes ausgenommen) spielt das Subjektivierungsmerkmal in der Regel nur eine untergeordnete Rolle deshalb, weil zwischen Subjekt und Objekt ein nach Ziel und Inhalt planmäßiges Verfahren, die *Methode*, gestellt ist. Die Begriffe Operationalität und Methode sind eng miteinander verwoben!

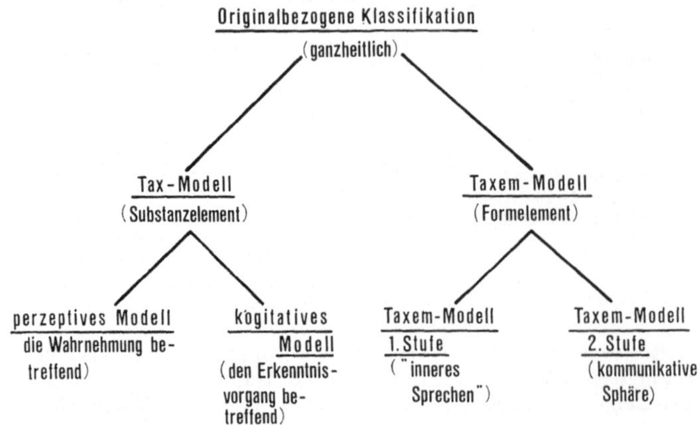



Abb. 2. Klassifikation der Modelle (nach STACHOWIAK; Studium Generale 18, 461, 1965). Originalbezogene Klassifikation: Hiernach werden verschiedene interne Außenweltmodelle (Partialmodelle) nach den Perzeptionsformen des Subjektes unterschieden (nach Wahrnehmung, Erkenntnisvorgang). Taxem-Modelle werden ebenfalls nach semantischen Stufen untergliedert, wobei das Kommunikationssystem erster Ordnung (primäres Kommunikationssystem: Gesamtheit explizierter Zeichen) von dem Kommunikationssystem 2. Stufe (Schrift, Elementarzeichen) abgegrenzt wird

6

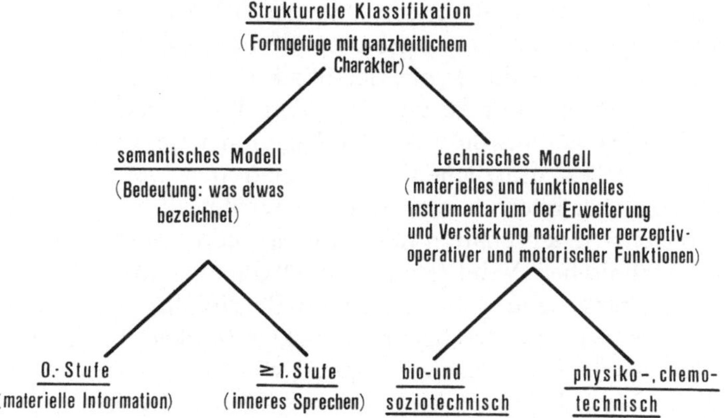



Abb. 3.   Klassifikation der Modelle (nach STACHOWIAK; Studium Generale 18, 462, 1965). Strukturelle Klassifikation: Gliederung in semantische und technische Modelle. Semantische Modelle (untergliedert nach verschiedenen Stufen) betreffen im engeren Sinne sprachliche Gebilde (z. B. Metapher, Allegorie, Paradigma etc.). Die Gesamtheit materiell oder funktionell bestimmter Instrumente wird unter den technischen Modellen zusammengefaßt. Diese enthalten Modelle nichtbelebter Objekte als auch solche von Organismen (z. B. Simulation des Verhaltens von Menschengruppen o. ä.)

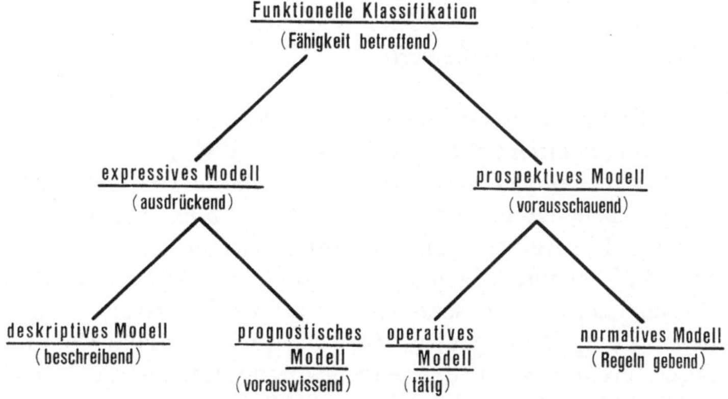



Abb. 4.   Klassifikation der Modelle (nach STACHOWIAK; Studium Generale 18, 462, 1965). Funktionelle Klassifikation: Expressive und prospektive Modelle sind Elemente der Gesamtheit der Modelle nach der funktionellen Klassifikation. Auf der höheren semantischen Stufe finden sich Modelle, welche in den Erfahrungswissenschaften eine besondere Rolle spielen. Für die Medizin sind insbesondere prognostische als auch operative (außenweltverändernde) Modelle von Bedeutung

STACHOWIAK gibt eine Klassifikation der Modelle an (Abb. 2, 3, 4). Er unterscheidet die *originalbezogene* Klassifikation von der *strukturellen* sowie *funktionellen Klassifikation*. Besondere Eigenschaften des Originales, welche von einem konkreten Modell hervorgehoben werden, werden mit *Typus* bezeichnet. Nach STACHOWIAK ist der Typus der Strukturangleichung von demjenigen der qualitativen Angleichung zu unterscheiden. Die *Strukturangleichung* beschränkt sich auf die Darstellung der formalen Relationen des Originals. Finden sich innerhalb des Modelles zusätzliche formale Relationen, welche nicht als Eigenschaften des Originals zu interpretieren sind, so werden diese modellseitigen Relationen als *abundante* Eigenschaften des Modelles bezeichnet. Für STACHOWIAK sind diese die technischen Vehikel zur Modellkonstruktion. Die operationale Form der Strukturangleichung führt zu dem Begriff des *Algorithmus* (Algorithmen sind z.B. die vier Grundrechenarten). – Das Modell mit der größtmöglichen qualitativen Angleichung an das Original wird als *isohylisches Modell* bezeichnet. Ist dieses Modell zusätzlich *isomorph*, so spricht STACHOWIAK vom *äquaten Modell* oder auch der Kopierung.

STACHOWIAK gibt als *Definition des Modelles* folgendes an:

1. Ein homöomorphes Bildsystem liegt vor, wenn zwei Systeme in der Vereinigungsmenge ein ein-eindeutiges Prädikat aufweisen.
2. In diesem System können Original und Modell unterschieden werden, wenn es einen Menschen gibt, der ein System
   a. zeitweise und
   b. bezüglich bestimmter Funktionen
   durch das andere ersetzt.

Mit dieser Begriffsdefinition steht in Einklang, daß auch das Original seinerseits Modell sein kann. Die Original-Modellbeziehung würde sich dann auf eine Modell-Modell-Beziehung reduzieren, wobei ein vorgegebenes von einem nachgeordneten Modell unterschieden werden könnte.


## 2. Kybernetische Grundbegriffe

Die Aufnahme und Verarbeitung von *Signalen* wird in der Informationstheorie als *Kommunikation* definiert (Übersicht bei MEYER-EPPLER, 1969; PETERS, 1967). Signal ist die physiko-chemische Darstellung von Information. Die an diesem Vorgang beteiligten Glieder werden als *Kommunikationskette* bezeichnet. Die einfachste Form einer solchen Kommunikationskette bildet die *Beobachtungskette* (Abb. 5). Von einer Signalquelle werden Signale ausgesandt, die einen Beobachter erreichen, welcher schematisch aus zwei Anteilen aufgebaut ist: Dem peripheren Rezeptionsorgan, welches die für die Signalerkennung nötigen Sinnesorgane vereinigt, sowie das zentrale Organ, welches die Summe der zentralnervösen Funktionen charakterisieren soll. Bei der Beobachtungskette liegt eine unilaterale Kommunikation vor, derart, daß Rezeptionsverbesserungen nur einseitig, nämlich von seiten des Beobachters, durchgeführt werden können.

Für den Beobachter *(Perzipienten)* ist es prinzipiell gleichgültig, ob die Signalquelle ein toter Gegenstand oder ein lebender Organismus ist. Ist die Signal-

quelle ein lebender Organismus, spricht man von einem Expedienten, welchem –
analog dem Perzipienten – auch eine Unterteilung in ein peripheres Aktionsorgan
und ein zentrales Organ zukommt. Die vom Beobachter perzipierten Signale des
Expedienten werden von diesem interpretiert. Die Interpretation wird als *Diagnose* bezeichnet. *Diagnose ist demnach die Interpretation von Signalen durch ein
Subjekt, welche von einem Subjekt ausgehen.*

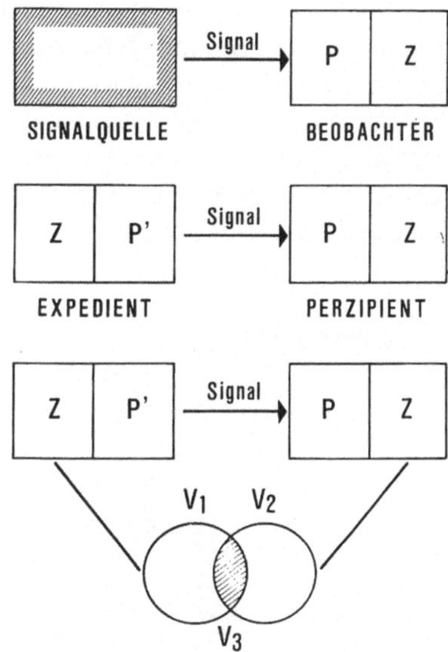


Abb. 5. Informationstheoretische Grundbegriffe. Der einfachste Fall der unilateralen Kommunikation ist die Beobachtungskette. Eine Signalquelle sendet Signale aus, welche vom Beobachter aufgenommen (p: peripheres Rezeptionsorgan) und interpretiert (z: zentrales Organ) werden. Die Art der Interpretation des Beobachters (Perzipient) ändert sich, wenn die Signalquelle ein lebender Organismus ist (Expedient): Diagnostische Kommunikationskette (p′: peripheres Aktionsorgan). Eine sprachliche Kommunikationskette liegt vor, wenn Expedient und Perzipient über einen gemeinsamen Zeichenvorrat ($V_3$) verfügen. Beide allerdings verfügen jeweils über einen Zeichenvorrat, welcher dem anderen nicht zur Verfügung steht (aktiver oder passiver Zeichenvorrat)


Während bei der diagnostischen Kommunikationskette die Signale bzw. Teile
derselben interpretiert und in ihrem Bedeutungsgehalt erkannt wurden, befindet
sich bei der *sprachlichen Kommunikationskette* eine mittelbare Zeicheninterpretation. Die Zeichen der Signale werden nicht mehr direkt dem Expedienten zugeordnet, sondern sind Teile eines *Zeichenvorrates,* welcher aufgrund einer Übereinkunft zwischen Expedient und Perzipient gebildet wurde. In der sprachlichen
Kommunikationskette ist die Interpretation von Signalen an den gemeinsamen
Zeichenvorrat zwischen Expedienten und Perzipienten gebunden. Derjenige Anteil des Zeichenvorrates, welcher nur dem Expedienten bekannt ist, wird als *aktiver*, derjenige, welcher nur dem Perzipienten zur Verfügung steht, als *passiver*
Zeichenvorrat bezeichnet. Die Durchschnittsmenge ist der *gemeinsame Zeichen-*

*vorrat*. Bei einer wechselseitigen Kommunikation sind zwei Zeichenvorräte anzunehmen.

Dieses einfache Modell kann erweitert werden zunächst derart, daß dem Expedienten ein innerer *Rückmeldekreis* zwischen dem zentralen Organ und dem peripheren Rezeptionsorgan zugeordnet wird. Dieser hat die Funktion der *Zeichenanpassung*. Der äußere Rückmeldekreis des Expedienten ist zwischen peripherem Aktionsorgan und peripherem Rezeptionsorgan desselben angeordnet und nimmt die Funktion der *Signalanpassung* wahr.

An dieser Stelle ist bereits aus der Kommunikationskette durch vielfache Verschachtelung und Rückmeldungen ein komplizierter *Kommunikationskreis* geworden. Die Rückmeldung hat die Funktion, Störeinflüsse zu kompensieren derart, daß die Aktions-, Rezeptions- oder zentralen Organe sich auf gestörte Signale respektive Zeichen einstellen können. Die verschiedenen Rückmeldekreise der sprachlichen Kommunikationskette schließen das Prinzip des Regelkreises (vgl. Abb. 6) ein.

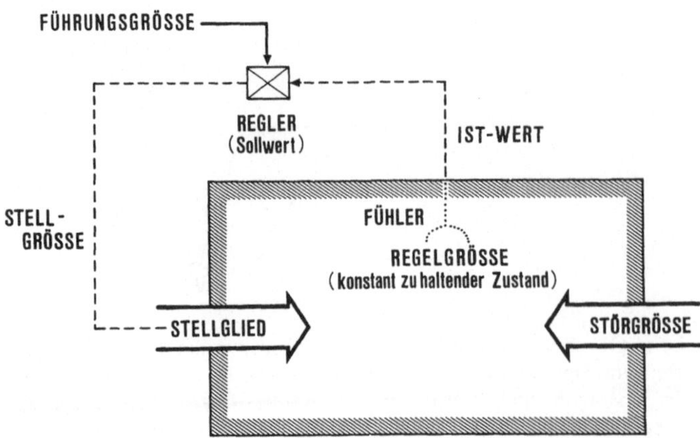


Abb. 6. Regelkreis: System, welches seinen Wert durch Informationsrückkoppelung konstant hält. Auf den konstant zu haltenden Zustand (Regelgröße) wirkt (z.B. durch Außenwelteinflüsse) die Störgröße. Dies führt zu einer Veränderung der Regelgröße, welche durch eine Meßeinrichtung (Fühler) dem Regler gemeldet wird (Ist-Wert). Dieser stellt zwischen Ist-Wert und Soll-Wert eine Differenz fest und sendet ein Steuersignal (Stellgröße) aus, welche über das Stellglied die Regelgröße korrigiert. Ist der Soll-Wert des Gesamtsystemes konstant, so ändert sich der Informationsgehalt nicht

Je nach der Regelstrecke kann als Regel entweder allein das zentrale Organ oder auch das Aktions- oder Rezeptionsorgan angesehen werden. Auch die Zeichenanpassung über den Zeichenvorrat ist als Regelkreis darstellbar.

In den hier vorgestellten, einfachen Modellen bleibt die *Gesamtinformation* des Systemes konstant. Es ist zunächst nicht vorgesehen, daß das zentrale Organ eine *Auswahl* trifft. Selbstverständlich wird eine Auswahl insofern getroffen, als nur ein Teil der als Zeichen interpretierten Signale eine Änderung der Stellgröße innerhalb des zentralen Organes oder des peripheren Aktionsorganes bewirkt.

10

Diese Auswahl dient (im Sinne der Einstellung) der Stabilisierung des Systemes und ist keine Selektion von Information im eigentlichen Sinne. Findet jedoch eine Informationsauswahl mit Informationszuwachs (auf die zusätzlichen Bedingungen sei hier nicht eingegangen, vgl. EIGEN, 1972) statt, so sprechen wir von Selektion. Informationszuwachs findet statt im zentralen Organ und äußert sich in einer geänderten Interpretation der Zeichen (im einfachsten Falle: Zuwachs des Zeichenvorrates). Der Perzipient muß über den passiven Zeichenvorrat diese Änderung nachvollziehen und erfährt gleichermaßen wie der Expedient einen Informationszuwachs. Ein solcher ist demnach auch für das Gesamtsystem Expedient-Perzipient anzunehmen.

## C. *Informationsfluß bei der ärztlichen Diagnostik* (vgl. Abb. 7)

### *1. Befund – Symptomatik* (vgl. Abb. 8)

Der erste der von uns betrachteten Informationskreise beschreibt die ärztliche
Beobachtung und die Aufzeichnung dieser Ergebnisse als Befundmuster oder
Symptomatik. Zunächst wird davon ausgegangen, daß der Arzt dem Patienten

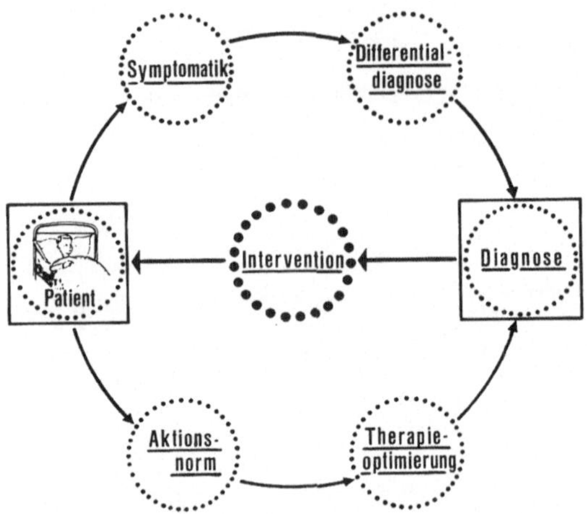


Abb. 7. Ärztliche Diagnose (Übersicht). Die Gewinnung der ärztlichen Diagnose kann in verschiedene Informationskreise gegliedert werden. Symptomatik und Differentialdiagnose stehen der
Aktionsnorm bzw. Therapieoptimierung gegenüber. Die Diagnose wird als Voraussetzung für die
Intervention des Arztes gegenüber dem Patienten betrachtet

gegenübersteht und in diesem ein kompliziertes, informationsgesteuertes, physiko-chemisches Regelsystem sieht. Der Arzt verfügt über ein *Vorwissen,* welches
es ihm gestattet, verschiedene nach Ziel und Inhalt planmäßige Verfahren zur
Untersuchung des Patienten einzusetzen. Die Gesamtheit dieser Verfahren wird
als medizinische *Untersuchungsmethodik* bezeichnet. Sie hat zum Ziele, eine Sollwertstellung einzelner oder einer Vielzahl von Regelkreissystemen des Patienten
festzustellen. Ein methodischer Ansatz bietet sich dem Arzt nur in denjenigen
Fällen, in welchen die Abweichung der Sollwertverstellung genügend groß ist
und dieser Zustand über eine gewisse Zeitspanne quasi-stationär bleibt. Die Sollwertverstellung muß zudem das Fortbestehen des Gesamtsystemes zumindest für
den methodisch relevanten Zeitraum garantieren können. Da der Arzt von der
Methodik, ihrer Indikation und Interpretation der Ergebnisse ein Vorwissen besitzt, ist er in der Lage, die gefundenen Ergebnisse seiner Untersuchung in eine
kommunikative Form zu bringen. Nach der Bezeichnung bzw. der Benennung

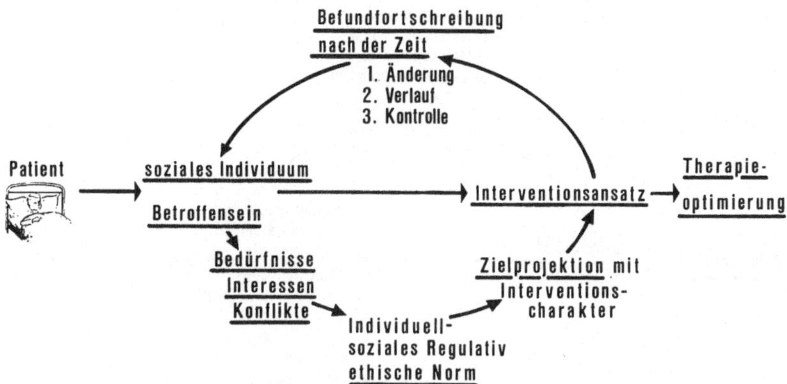



Abb. 8. Symptomatik. Der Patient wird als ein informationsgesteuertes physiko-chemisches System betrachtet. Durch eine planmäßige Untersuchung von seiten des Arztes werden Sollwertverstellungen festgestellt und diese (in ihrer kommunikativen Form) als Befund bezeichnet. Die Gesamtheit der Befunde ist das Befundmuster, die Symptomatik. Diese wird fortgeschrieben nach der Zeit

dieser Ergebnisse durch den Arzt sprechen wir von *Befunden*. Der Arzt wird eine Vielzahl von Methoden zur planmäßigen Untersuchung des Patienten benutzen und somit zu einer Vielzahl von Befunden kommen. Diese Befunde werden zunächst gesammelt und mehr oder weniger wahllos aneinandergereiht. Während dieser Vorgänge kontrolliert der Arzt mögliche Änderungen der von ihm untersuchten Regelsysteme, er schreibt diese in Form eines Verlaufes fort und spricht gegenüber der Gesamtheit der Befundfortschreibung nach der Zeit von *Befundkontrolle*. Diese erste intellektuelle Leistung des Arztes gegenüber dem Patienten führt von der unmittelbaren Beobachtung zu einer mehr oder weniger geordneten Sammlung von Befunden, der *Symptomatik* des Patienten.

## 2. *Differentialdiagnose* (vgl. Abb. 9)

Der zweite Schritt geht von dem *Befundmuster* (der Symptomatik) aus. Die einzelnen Befunde bzw. Symptome werden einander gegenübergestellt, sie werden nach dem gesamten Vorwissen des Arztes bewertet, nach vorgegebenen Regeln einander zugeordnet und einer systematischen Betrachtungsweise unterworfen. Hierbei wird der Versuch einer Projektion der beobachteten Symptomatik auf die dem Arzt als Vorwissen bekannte Krankheitseinheiten unternommen. Diese intellektuelle Leistung des Arztes weist formal den Charakter einer *Theorie* auf (im Sinne einer einheitlichen Erklärung bestimmter Gegebenheiten). Der Prozeß wird mehrfach durchlaufen, Befundgegenüberstellungen und deren Zuordnungen bezüglich bestimmter Symptome selektiv immer und immer wieder revidiert, bezüglich anderer Befunde übersprungen; das Ergebnis dieses intellektuellen Prozesses ist unter dem Gesamtbegriff der *Symptomatologie* zu sehen. Aufgrund des Vorwissens des Arztes ergeben sich zusätzliche Fragestellungen, welche zuvor bei der planmäßigen Untersuchung des Patienten nicht berück-

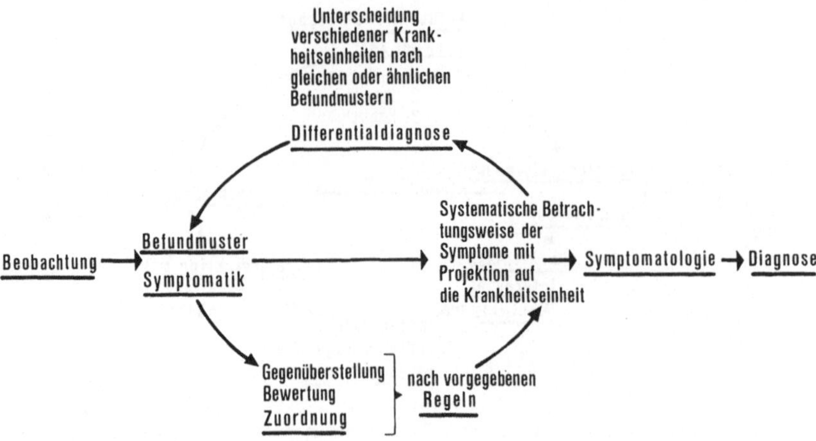


Abb. 9. Differentialdiagnose. Beobachtung und Untersuchung des Patienten haben das Befundmuster ergeben. Die Symptomatik wird nach vorgegebenen Regeln bewertet, die einzelnen Symptome einander gegenübergestellt und zugeordnet mit dem Ziele, diese auf die als Vorwissen bekannte Krankheitseinheit zu projizieren. Die Unterscheidung verschiedener Krankheitseinheiten
nach gleichen oder ähnlichen Befundmustern geschieht in der Differentialdiagnose („Diagnoseoptimierung"). Voraussetzung der Differentialdiagnose ist die systematische Betrachtung der Symptome:
Symptomatologie

sichtigt wurden. Die Symptomatik muß ergänzt werden. Auch kann sich zwischen-
zeitlich der eine oder andere Befund verändert haben derart, daß unter den neuen
Bedingungen der Gesamtprozeß der Informationsverdichtung erneut durchlaufen werden muß.
Die Kenntnis der Symptomatik ist Voraussetzung für deren Gegenüberstellung
innerhalb der Symptomatologie. Die Symptomatologie führt über diesen Weg
zur Krankheitseinheit (s. u.). Der Versuch der möglichst guten und vollständigen
Übereinstimmung zwischen der Symptomatik und der Symptomatologie wird als
*Differentialdiagnose* bezeichnet. Man könnte auch sprechen von der *Diagnoseoptimierung*.

In beiden bis jetzt besprochenen Kreisen findet eine Informationsauswahl statt.
Voraussetzung in beiden Fällen hierfür ist die intellektuelle Leistung des Arztes.
Auswahl und Umfang der planmäßigen Untersuchungen sind gleichermaßen an
den Prozeß der Diagnoseoptimierung wie auch denjenigen der Befundfortschreibung innerhalb der Symptomatik des Patienten gebunden. *Die Bedeutung dieser
Informationskreise liegt in der Informationsselektion, wobei die Gesamtinformation
zunimmt.*

### 3. *Aktionsnorm* (vgl. Abb. 10)

Ohne Zweifel kommt ein Arzt, welcher in seinem Patienten ausschließlich
den Repräsentanten eines hochkomplizierten, informationsgesteuerten, physiko-
chemischen Regelkreissystemes sieht, nur einem Teil seiner eigentlich-ärztli-

14

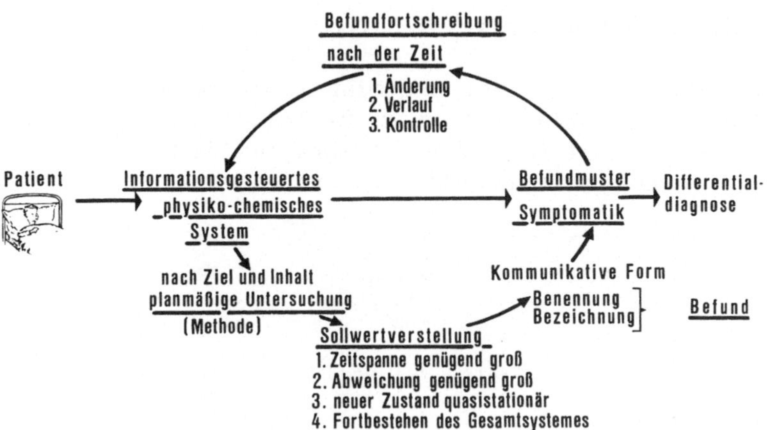



Abb. 10. Aktionsnorm. Der Patient steht gleichzeitig dem Arzt als soziales, von seiner Krankheit betroffenes Individuum gegenüber. Beide sind gebunden und eingebettet in Normen, welche den losen Rahmen für Anspruch und Auftrag geben. Hieraus leitet der Arzt den für diesen Patienten gültigen Interventionsansatz ab. Im Verlauf der Krankheit (z.B. Besserung, Verschlechterung, familiäre Situation) kann auch hier eine Änderung erfolgen, welche zu einer Korrektur des Interventionsansatzes führt

chen Aufgaben nach. Der Patient ist nicht nur ein Expedient von Signalen innerhalb einer diagnostischen Kommunikationskette, sondern er ist – nicht zuletzt auch für den Arzt – ein soziales Individuum, welches von seiner Krankheit ge- und betroffen ist. Der Patient steht dem Arzt gegenüber mit seinen Beschwerden, seinen Schmerzen, seiner Angst – kurzum seiner gesamten Hilfsbedürftigkeit, in welcher der Patient seinerseits glaubt, vom Arzt Hilfe erhalten zu können. Beide – Arzt und Patient – sind eingebettet in ein *soziales Regulativ,* welches wir mit dem Oberbegriff der *ethischen Norm* bezeichnen möchten. Sie impliziert gleichermaßen Anspruch des Patienten auf Hilfe ebenso wie die Verpflichtung des Arztes auf Hilfeleistung. Sie schließt ein die Motivation des Arztes zur Untersuchung des Patienten, die Motivation zur Diagnoseoptimierung. Die Aufgabe des Arztes wird darin gesehen, die Gesamtheit der gesellschaftlich-ethischen Maximen, welche den Arzt und den Patienten bestimmen, in einer *Zielprojektion mit Interventionscharakter* zusammenzuführen. Aus einer ungerichteten Verpflichtung wird ein *Auftrag* für den Arzt, deren erste Stufe im Interventionsansatz gesehen wird.

Selbstverständlich kann sich auch hier im Fortgang der Zeit der Befund des Patienten (z.B. seine familiäre Situation) ändern. Demnach findet auch am Interventionsansatz eine Verlaufskontrolle statt. Die mehr statischen Elemente werden in der ethischen Norm, die mehr dynamischen im Zustand des Patienten gesehen. –

Dieser dritte Aktionskreis führt vom sozialen Individuum, welches dem Arzt gegenübersteht, zum Interventionsansatz des Arztes diesem Individuum, diesem Patienten gegenüber.

## 4. *Therapieoptimierung* (vgl. Abb. 11)

In einem zweiten Schritt muß der Interventionsansatz in einen *konkreten Handlungsauftrag* transformiert werden. Es wird die gesamte Skala der allgemeineren und konkreteren *Therapiemöglichkeiten* durchlaufen. Diese werden bezüglich ihrer Wirkungen, ihrer erwünschten und unerwünschten Nebenwirkungen einan-

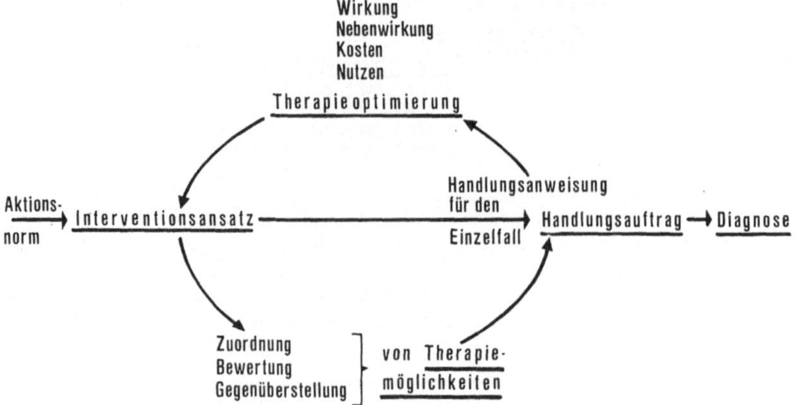



Abb. 11. Therapieoptimierung. Der Interventionsansatz wird nach den dem Arzt zur Verfügung stehenden Möglichkeiten konkretisiert. Hier spielen selbstverständlich differentialdiagnostische Erwägungen eine Rolle, welche bereits hier voll integriert werden. Gegenüberstellung von Wirkung und Nebenwirkung, Kosten und Nutzen zwingen zu einem mehrfachen Durchlaufen dieses Informationskreises (entsprechend der Diagnoseoptimierung). Es resultiert die konkrete Handlungsanweisung für den Einzelfall: Handlungsauftrag

der gegenübergestellt, bewertet, den konkreten Voraussetzungen des Patienten angepaßt und zu einer konkreten *Handlungsanweisung* formuliert. Selbstverständlich stehen hierbei patientenbezogene Gesichtspunkte im Vordergrund. Aber auch gesellschaftliche, institutionelle Argumente, Realisationsmöglichkeiten, Argumente des mittelbaren und unmittelbaren Nutzens werden berücksichtigt. Die Rückkoppelung der konkreten Handlungsanweisung zum Interventionsansatz geschieht über die *Therapieoptimierung* – analog der Differentialdiagnose als Diagnoseoptimierung.

## 5. *Diagnose und Krankheitseinheit: Wechselwirkung und Abgrenzung* (vgl. Abb 12)

Wagen wir an dieser Stelle einen kurzen Rückblick. Der dem Arzt gegenüberstehende Patient wird in seiner Dualität als kompliziertes, informationsgesteuertes, physiko-chemisches Regelsystem einerseits und als ein von Krankheit betroffenes Individuum andererseits betrachtet. Der Standort des Arztes ergibt sich aus seinem Vorwissen und den ihm (im weitesten Sinne) zur Verfügung stehenden

16

Methoden, welche die einzelnen Elemente für das Befundmuster aufbauen. In Analogie hierzu berücksichtigt der Informationskreis der Aktionsnorm die Einbettung des betroffenen Individuums sowie die des Arztes in die Gesellschaft, wobei als soziales Regulativ eine ethische Norm angegeben wird. Befundmuster

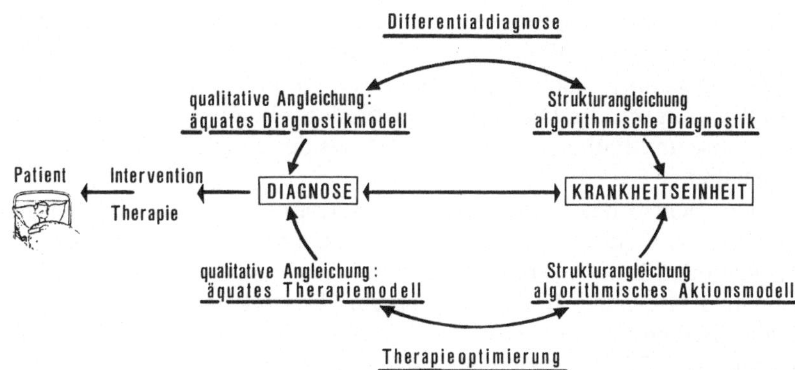



Abb. 12. Ärztliche Diagnose (Diagnose und Krankheitseinheit). Von der Differentialdiagnose bzw. Therapieoptimierung ausgehend ergeben sich jeweils zwei Möglichkeiten der Modellkonstruktion. Die qualitative Angleichung führt zum äquaten Modell und damit zur Diagnose (unter dem Aspekt der Handlungsanleitung für den Arzt). Als Resultat der Strukturangleichung (algorithmische Diagnostik bzw. algorithmisches Aktionsmodell) ist im Idealfalle die Krankheitseinheit anzusehen. Streng genommen ist hier für beide Modelle jeweils ein Begriff der Krankheitseinheit zu fordern

bzw. Symptomatik einerseits sowie Interventionsansatz andererseits sind die *Kettenglieder* der *Informationsselektion* zur anschließenden Optimierung von Diagnose und Therapie. Beide Informationskreise zeichnen sich durch *Informationszuwachs* aus. Als quasi-stationäre Zwischenzustände sind die Koppelungsglieder Symptomatologie (mit Differentialdiagnose) und Handlungsauftrag (mit Therapieoptimierung) aufzufassen, welche als diejenigen Zwischenstufen anzusehen sind, die unmittelbar zur Diagnose hinleiten.

Bedingt durch die oben beschriebene *Dualität* kommen Differentialdiagnose und Therapieoptimierung aus völlig verschiedenen Richtungen zur Diagnose. Zwischen Diagnose und Krankheitseinheit besteht eine noch näher zu beschreibende *Wechselwirkung*. In Anwendung der oben beschriebenen STACHOWIAK'schen Modelltheorie wird die *qualitative Angleichung* eines Modelles an das Original als die eine Realisationsform, die Möglichkeit der *Strukturangleichung* als die andere angesehen. Die qualitative Angleichung der aus der *Differentialdiagnose* gewonnenen Information an die *Diagnose* findet statt im *äquaten Diagnostikmodell*. Die Strukturangleichung geschieht mittels der *algorithmischen Diagnostik* und führt zur *Krankheitseinheit*. In Analogie hierzu läßt sich aus der Koppelung von Therapieoptimierung an die Diagnose und Krankheitseinheit gleichermaßen eine qualitative von einer strukturellen Angleichung ableiten. Die qualitative Angleichung führt zum *äquaten Therapiemodell,* diese stellt die Verbindung zwischen *Therapieoptimierung* und *Diagnose* her. Das *algorithmische Aktionsmodell* ist dasjenige, welches als Spezialfall der Strukturangleichung zwischen *Therapie-optimierung* und *Krankheitseinheit* anzusehen ist. *Äquates Diagnostikmodell und äquates Therapiemodell führen somit zur Diagnose, algorithmisches Aktionsmodell und algorithmische Diagnostik zur Krankheitseinheit!*

Der *diagnostische Gesamtprozeß* besteht demnach aus zwei verschiedenen größeren Informationskreisen, welche einerseits die Befunde zusammenstellen und die Diagnose optimieren, andererseits Aktionsnorm und Therapieoptimierung beschreiben. Die mit intellektueller Leistung erarbeitete Informationsverdichtung kann je nach Angleichung des Modelles (qualitative oder strukturelle Angleichung) in die Diagnose oder die Krankheitseinheit einmünden. Zwischen Diagnose und Patient ist der Aktionskreis der *ärztlichen Intervention* dazwischengeschaltet.

Der Begriff der *Information* wird in doppelter Bedeutung benutzt. Einerseits versteht man unter Information die Kenntnis über Ereignisse, Abläufe, Tatsachen oder ähnliches und meint damit ein zu einem bestimmten Zeitpunkt verfügbares *Vorwissen*. In dem hier beschriebenen Zusammenhang wird diese allgemeine Bedeutung der Information auf das Vorwissen von Krankheitseinheiten beschränkt. Dieses Vorwissen wird zum Beispiel im Studium aber auch in der täglichen Erfahrung des Arztes erworben. Ohne weiteres ist es möglich, das gesamte potentiell zur Verfügung stehende Wissen als Vorwissen zu bezeichnen. Dieses Vorwissen wird jedoch nicht vom Arzt repräsentiert.

Unter *Selektion* wird eine Auswahl verstanden, wobei sich diese Auswahl auf Information bezieht und das Ergebnis dieser Auswahl einen Informationszuwachs desjenigen Systemes bewirkt, in welchem die Selektion stattfindet. Hier wird der Begriff der Information im engeren Sinne benutzt. Der Informationszuwachs ist proportional der Informationsauswahl, der Informationszuwachs ist damit proportional dem *Seltenheitswert der der Selektion zugrunde liegenden Entscheidung*. Dieser Begriff der Information stammt aus der Informationstheorie und wird unten erläutert.

Wenn die Informationsselektion den Konsensus sämtlicher Beteiligten hat (Beteiligte sind hier der Arzt und zumindest teilweise der Patient, beteiligt ist bis zu einem gewissen Grade auch die Gesellschaft, resp. Teile derselben), wenn die Informationsselektion unter gleichen Bedingungen wiederholbar und die Beobachtungs- sowie intellektuellen Vorgänge der Urteilsbildung nachvollziehbar sind, wenn gleichzeitig eine (bis zu einem gewissen Grade) Unabhängigkeit der Gesamtinformation von der Person des Arztes besteht – wenn diese drei Voraussetzungen gegeben sind, sprechen wir von *operationaler Informationsselektion*. Die hier zitierten, leicht abgewandelten Kriterien der Operationalität entsprechen den allgemeinen Bedingungen des operationalen Vorgehens. Die ärztliche Diagnose ist bis zu einem gewissen Grade als eine operationale Informationsselektion aufzufassen. Die Grenze ist dort zu sehen, wo dieser Vorgang nicht mehr interventionsbezogen ist. Unter *Intervention* sei das gezielte Eingreifen durch den Arzt verstanden.

*Wir definieren die ärztliche Diagnose demnach als eine interventionsbezogene, operationale Informationsselektion.*

Wir haben bereits festgestellt, daß die vom Modell her gesehene strukturelle Angleichung der Diagnose- sowie Therapieoptimierung über die algorithmische

Diagnostik bzw. dem algorithmischen Aktionsmodell zur Krankheitseinheit führt. Was verstehen wir unter *Krankheitseinheit?*

Nach STACHOWIAK wurde Modell als ein homöomorphes Bildsystem definiert, in welchem Original und Modell dann unterschieden werden können, wenn ein Mensch statt mit dem Original mit dem Modell arbeitet. System wird angegeben als die geordnete Vereinigungsmenge von Elementen und Prädikaten. Unter Theorie soll verstanden werden ein vorläufiges Ergebnis eines Selektionsprozesses, wobei dieses Ergebnis einem ständigen Bewährungsnachweis unterzogen wird. Selektion ist wiederum eine Auswahl mit Informationszuwachs (Information im engeren Sinne). Unter Ordnung sei ein ein- oder mehrdimensionaler Vektor im typologischen Merkmalsraum verstanden.

*Wir definieren Krankheitseinheit als ordnende Theorie mit Modellcharakter.*

Oben wurde bereits festgestellt, daß Modelle prinzipiell auch von Modellen sein können. Die Beziehung zwischen Krankheitseinheit und Diagnose kann derart vorgestellt werden, daß im Hinblick auf die Krankheitseinheit die Diagnose als Modell des Modelles der Krankheitseinheit aufgefaßt werden kann. Spezielle Funktionen des Modelles der Krankheitseinheit finden sich in diesem Sinne als Modelleigenschaften der Diagnose wieder. Die Schnittmenge wird durch den Begriff des *Typus* charakterisiert. Unter Typus wird die spezielle Ersetzungs- und Repräsentationsfunktion (STACHOWIAK, 1965) eines Modelles verstanden. Die Schnittmenge zwischen Modell und Krankheitseinheit wird repräsentiert durch die *Theorie.* Wesentliches Merkmal der Theorie ist der Ausleseprozeß mit dem Bewährungsnachweis, im Gegensatz zur Strategie, welche den Durchschnitt zwischen Modell und Diagnose bestimmt und als voraussagendes Entscheidungsmodell definiert wird. Theorie, Strategie und Typus werden demnach von uns als besondere *Modellformen* aufgefaßt, welche ihrerseits unterschiedliche Beziehungen zur Diagnose und zur Krankheitseinheit aufzeigen (Abb. 13).

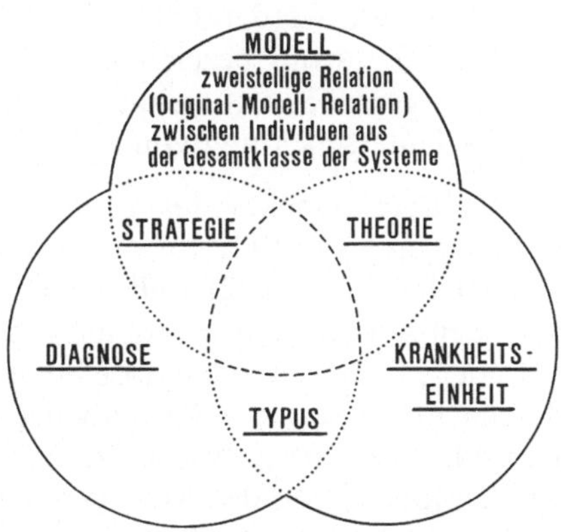


Abb. 13. Diagnose und Krankheitseinheit als Modelle. Modell wird als zweistellige Relation verstanden. Diagnose als Modell der Krankheitseinheit wird dann als Typus bezeichnet, wenn diese spezielle Ersetzungs- und Repräsentationsfunktionen beinhaltet. Krankheitseinheit selbst ist Modell in Form einer Theorie (diese als vorläufiges Ergebnis eines Ausleseprozesses mit ständigem Bewährungsnachweis). Diagnose weist Modelleigenschaften auf, welche über den des Typus hinausgehen: Strategie (voraussagendes Entscheidungsmodell)

Die Modelleigenschaften sämtlicher zur Differentialdiagnose als auch zur Therapieoptimierung hinführenden Informationskreise sind Eigenschaften eines voraussagenden Entscheidungsmodelles (Strategie). Strategie der Diagnose operational aufgefaßt beinhaltet diejenige Methode, welche über Differentialdiagnose und Therapie eine optimale Diagnose ermöglicht. – Der Durchschnitt zwischen Modell und Krankheitseinheit wurde als Theorie bezeichnet. Die Methode ist diejenige der algorithmischen Diagnostik oder des algorithmischen Aktionsmodelles.

Selbstverständlich bestehen zwischen den einzelnen Informationskreisen eine Vielzahl von Wechselwirkungen und Rückkoppelungen. So ist beispielsweise eine Therapieoptimierung nur bei gleichzeitiger Diagnoseoptimierung vorzustellen. In diesen Fällen ist formal so vorzugehen, daß die Istwerte der übrigen Regelkreise konstant bleiben und somit eine unmittelbare (Kurzschluß-)Verbindung hergestellt wird. Vielleicht sollte das Modell auch nicht überstrapaziert werden, die Verbindungen können auch als direkte gedacht werden, die Regelkreise wären dann mehr als Informationsschwerpunkte anzusehen.

Trennt man Krankheitseinheit und Diagnose in dem oben vorgeschlagenen Sinne, so wird deutlich, daß in der überwiegenden Mehrzahl der vorliegenden Literatur (bis auf ganz wenige Ausnahmen) eine saubere Begriffstrennung nicht vorgenommen wird. Ob Krankheitseinheiten *„Fiktion oder Wirklichkeit"* (LEIBER, 1973; PROPPE, 1973) sind, ist für den von uns betrachteten operationalen Bereich von Diagnose und Krankheitseinheit gleichgültig. Dem kybernetischen Krankheitsmodell entspräche eher das Attribut „Fiktion". Es entspricht unserer starren, monokausalen Denkweise in der Medizin, den Begriff der Ätiologie mit dem der Krankheitseinheit und dem des Syndromes zu verbinden (LEIBER und OLBRICH, 1966). Was stünde dem Vorschlag entgegen, Krankheitseinheit und Syndrom in gleicher Weise zu definieren, wobei bezüglich des Syndromes „Ordnung" und „Modell" mit nur einem *vorläufigen Inhalt* besetzt werden können? Herzinfarkt und Carcinom werden entsprechend dem medizinischen Sprachgebrauch heute nicht als Syndrom bezeichnet, obwohl deren „Ätiologie" (so überhaupt eine solche abgrenzbar ist) weitgehend unbekannt ist (in diesem Zusammenhang sei auf die Unterscheidung von Ätiologie und Pathogenese verwiesen).

Wichtige Aspekte des Informationsflusses bis hin zur Diagnosenfindung werden von REICHERTZ (in: AEFFNER et al., 1971) genannt. MITSCHERLICH (1969) und auch LÜTH (1972) stellen den Bereich der Diagnose in den Vordergrund, der oben mit Aktionsnorm angegeben wurde. HEGGLIN (1966) schreibt im Vorwort der „Differentialdiagnose innerer Krankheiten": „Das Ziel der Differentialdiagnostik ist es, die Krankheitserscheinungen als Ausdruck der bekannten Krankheitseinheiten herauszuarbeiten und darzustellen". Krankheitseinheiten werden jedoch von der Ätiologie her abgegrenzt.

Der Modellbegriff als *Definition einer Relation* (STACHOWIAK, 1965) hat sich in zahlreichen Wissenschaftszweigen bewährt. Den sehr pragmatischen Modellen in der Wirtschaftswissenschaft (EICHHORN, 1972) stehen die traditionellen naturwissenschaftlichen Modelle gegenüber (Übersicht bei WEIZSÄCKER, 1958; USCHMANN, 1968). Die Begriffe Modell, Theorie, System, Struktur, Gestalt, Ordnung, etc. sind fruchtbar zunächst fachbezogen darzustellen (Übersicht bei

DIEMER, 1968). Bezieht sich Ordnung auf Wissensordnung, so ergeben sich grundsätzlich andere Probleme (DAHLBERG, 1974). In Physik (JUHOS, 1968) und Chemie (STRÖKER, 1968), den klassischen Fächern der „exakten Naturwissenschaften" können formale Strukturen mit größerer Evidenz und größerem Gültigkeitsbereich dargestellt werden als in der Medizin (Übersicht bei SCHARF und BRUNS, 1968).

## D. Die Diagnose im ärztlichen Alltag

### 1. Diagnose als adäquate Handlungsanleitung

In der Praxis wird der Informationsfluß mit dem Endziel der Diagnose in der Regel nicht in der Weise und nach dem Schema durchlaufen, wie es oben dargestellt wurde. Das ärztliche Handeln in der Praxis und die eigentliche Maxime der ärztlichen Kunst heben unmittelbar ab an den Handlungsauftrag. Ärztlicherseits ist zunächst alles andere dem Handlungsauftrag gegenüber dem Patienten untergeordnet. Das bedeutet, daß jeder einzelne Befund, jede Befundkombination, das gesamte Symptomenmuster bzw. die Symptomatik, selbstverständlich auch einzelne differentialdiagnostische Erwägungen ad hoc auf die Ebene der Diagnose angehoben werden können und somit eine Handlungsanleitung darstellen. Der reproduzierbare Anteil einer solchen Diagnose ist dann selbstverständlich gering, die Gefahr, daß Einzelbefunde und Befundkonstellationen ohne entsprechende Optimierung vorschnell zu Diagnosen erhoben werden, relativ groß.

Der Fortschritt der therapeutischen Möglichkeiten der Medizin verlangt nicht nur eine immer differenziertere, subtilere Diagnostik des Arztes (deshalb, weil dies Konsequenzen für die ärztliche Intervention hat), sondern auch Abwägungen bezüglich der Therapieoptimierung und vor allem der Aktionsnorm, welche angesichts der Folgen möglicher Fehlentscheidungen von einem Arzt alleine nicht mehr getragen werden können. Aus diesem Grunde wird in bestimmten Situationen zunehmend der Ruf nach Kollektiventscheidungen von Kollegengremien laut (z. B. in der Grauzone zwischen Leben und Tod). Vielleicht gelingt es in Zukunft, einen Teil des Bereiches „Aktionsnorm" operational und damit mit intersubjektiver Gültigkeit darzustellen (von seiten der Rechtsprechung ist dies in gewisser Weise geschehen).

### 2. Diagnose als Etikett

Im folgenden sollen einige konkrete Situationen der ärztlichen Diagnostik betrachtet werden. Als Beispiel sei herausgegriffen die spezielle *Diagnose des niedergelassenen Arztes,* welche den Zweck erfüllt, der Symptomatologie des Patienten derart gerecht zu werden, daß der Patient in stationäre Behandlung in einem Krankenhaus aufgenommen wird. Es sind nur bestimmte Patienten, welche der Arzt überweist. Es sind auch nur bestimmte Patienten, welche in eine bestimmte Klinik überwiesen werden. In der Regel geschieht die Überweisung auf einem der Idealvorstellung der Diagnose auch nicht angenäherten Informationsniveau. Im Vordergrund steht der Handlungsauftrag des Arztes, den Patienten ohne Zeitverzug und möglichst ohne zusätzliche Belastung möglichst schnell einer adäquaten Therapie zuzuführen. Die Diagnose erfüllt somit den Zweck, den Patienten von einer zu einer anderen Institution weiterzureichen.

22

## 3. Diagnose in der Klinik

In unserer speziellen Situation wird im Krankenhaus eine anamnestische Befragung, eine körperliche und klinische Untersuchung, ein Laborstatus und ähnliches erhoben. Die Einzelbefunde werden unter Berücksichtigung der Gesamtsituation des Patienten zur klinischen Gesamtdiagnose verdichtet. Auch dieser Prozeß der Diagnosefindung gilt nur in Ausnahmefällen, in denen ein schnelles ärztliches Eingreifen nicht geboten ist. In einer Chirurgischen Klinik beispielsweise ist diese Voraussetzung nahezu grundsätzlich nicht gegeben. Auch muß oftmals derart vorgegangen werden, daß Teilbefunde bereits zu einer Therapie zwingen, obwohl noch wesentliche zusätzliche Befunde ausstehen. Das kann dazu führen, daß in der Klinik zu keiner Zeit die originäre klinische Symptomatik erhoben werden kann. Von den zahlreichen heute zur Verfügung stehenden klinischen Methoden werden in der Regel nur diejenigen angewandt, welche eine therapeutische Konsequenz nach sich ziehen, d.h. welche aller Voraussicht nach die Art der Intervention des Arztes gegenüber dem Patienten beeinflussen. Hier findet eine weitere Auswahl bezüglich der Erhebung der Symptomatik am Patienten statt. Es gehen nicht nur in den diagnostischen Prozeß die als relevant erachteten Informationen ein, sondern es werden in der Regel nur die als relevant erachteten Informationen erhoben! Daß gerade hierin eine wesentliche Quelle für Fehldiagnosen liegt, sei nur am Rande erwähnt.

Die *klinische Gesamtdiagnose* kann anschließend gegliedert werden in solche Diagnosen, welche für den Patienten wichtig sind und als Hauptbefund bezeichnet werden, und solche Diagnosen, welche von geringerer Bedeutung für den Patienten erscheinen und unter Nebenbefunden aufgeführt werden. Haupt- und Nebenbefund zusammen ergeben den Gesamtbefund, dieser ist als klinische Gesamtdiagnose anzusehen.

Der hier beispielhaft dargestellte Weg der Diagnosenfindung hat Auswahlfaktoren aufgezeigt, welche die Diagnose als solche ganz erheblich beeinflussen, welche zudem als Teil dessen aufgefaßt werden müssen, was zuvor als Aktionsnorm gekennzeichnet wurde. Eine besondere Rolle spielt der durch das Subjekt (Patient) nicht oder nur wenig beeinflußbare Informationsfluß in den als Institutionen in Erscheinung tretenden Organisationen. Als Repräsentant und Steuergröße dieser Organisation fungiert der *Arzt*. – Es ist ohne Schwierigkeiten möglich, die zahlreichen Versagensmöglichkeiten und Fehlleistungen in praxi anhand dieses Modelles darzustellen.


## 4. Diagnose in der Pathologie

Gehen wir von der Voraussetzung aus, daß ein Patient unter besonderen Bedingungen, hier dem als *pathophysiologischer Iktus* bezeichneten Weg, zu Tode gekommen ist, so wird ein Teil dieses Geschehens zum Todeseintritt als morphologisches Äquivalent anläßlich der Obduktion und der anschließenden pathohistologischen Untersuchung deutlich werden. Wir können davon ausgehen, daß bis zu einem gewissen Grade die pathoanatomische Gesamtdiagnose eine *besondere Beziehung* zur Krankheitseinheit aufweist. Der *Imperativ* zum Handeln

fehlt, die Möglichkeiten der Darstellung von Äquivalenzbildern der Krankheitseinheiten sind so umfassend und präzise, wie bei keiner der heute bekannten
klinischen Untersuchungsmethoden. Aus beiden Voraussetzungen resultiert, daß
die pathoanatomische Gesamtdiagnose eine sehr enge Beziehung zu den jeweils
aufgeführten Krankheitseinheiten aufweist. Selbstverständlich erfährt diese Aussage eine Einschränkung derart, daß im Gespräch mit den klinischen Kollegen
eine *Relativierung* der pathoanatomischen Gesamtdiagnose im Hinblick auf die
von diesen beobachtete klinische Symptomatik erfährt. Dieses Spannungsfeld ist
jedoch ein grundsätzliches, interdisziplinäres Spannungsfeld zwischen der klinischen Medizin und der pathologischen Anatomie. An der Aussagekraft des Beispieles ändert sich nichts. – Die pathoanatomische Gesamtdiagnose besteht nicht
nur aus einzelnen, aneinandergereihten Einzeldiagnosen, sondern versucht, in der
*Synopsis* aus klinischer Symptomatik, klinischem Gesamtbefund und der Gesamtheit der pathoanatomischen Einzeldiagnosen auch den Hergang des Todeseintrittes nachzuvollziehen. Die *Klassifizierung* der gesamten Diagnose in Haupt-
wie Nebenbefund repräsentiert daher eine zusätzliche, kontextliche Information.
Werden nun Haupt- und Nebenbefund unterschieden, so können bis zu einem
gewissen Grade diejenigen Bedeutungsanteile der Diagnose vernachlässigt werden, welche nicht mit denjenigen der entsprechenden Krankheitseinheit identisch
sind. Hieraus folgt: *Die mögliche Übereinstimmung der Diagnose mit der Krankheitseinheit ist im Bereich der pathologischen Anatomie wesentlich enger als im
Bereich der klinischen Medizin.*

Dennoch muß eine entscheidende *Einschränkung* gemacht werden: Bei dem
heutigen Stand der Medizin darf davon ausgegangen werden, daß in der Mehrzahl der Fälle der klinische Hauptbefund mit dem Hauptbefund, sowie er pathologisch-anatomisch erhoben wurde, übereinstimmt. Mit anderen Worten: Der
Auswahlprozeß, welcher durch den Hauptbefund repräsentiert wird, hat einerseits die Einweisung und Behandlung des Patienten in der Klinik veranlaßt, ist
jedoch auch andererseits in aller Regel überwiegend am Hauptbefund des pathophysiologischen Iktus des Todeseintrittes aus der Sicht der pathoanatomischen
Gesamtdiagnose beteiligt. Dem Pathologischen Institut vorgeschaltete Auswahlkriterien haben daher einen mittelbaren Einfluß auch auf die Gesamtheit der
Hauptbefunde der pathoanatomischen Gesamtdiagnose.


## 5. Schlußfolgerungen

Zwei praktische Beispiele sollen das bisher Gesagte erläutern: Immer wieder
liest man wissenschaftliche Arbeiten größerer Kliniken und Krankenanstalten,
in welchen die Diagnosen von Krankengeschichten statistisch aufbereitet werden. Diese retrospektive Aufbereitung geschieht mit dem Ziel, aus der Verteilung
der Diagnosen und entsprechender Symptome zusätzlich Informationen gewinnen zu können. Hierbei wird ohne weiteres Diagnose und Krankheitseinheit
gleichgesetzt. Allein aus dem oben Gesagten verbietet es sich, den vielschichtigen Diagnosenbegriff auch nur einem Aspekte nach mit der Krankheitseinheit
gleichzusetzen. Ist dennoch eine Übersicht mit dem Ziele der statistischen Auswertung eines größeren Krankengutes erwünscht, so sollte – auch hier mit allem

Vorbehalt – auf die Symptome und Einzelbefunde zurückgegriffen werden. Die Erarbeitung der Bedingungen dieser Einzelbefunde, die Zusammenführung der Symptome zur Symptomatik und das modellhafte Nachvollziehen derselben vermögen dann Begriffsbildungen zu rechtfertigen, welche als den zuvor unterstellten *Krankheitseinheiten ähnliche Konstrukte* aufgefaßt werden können.

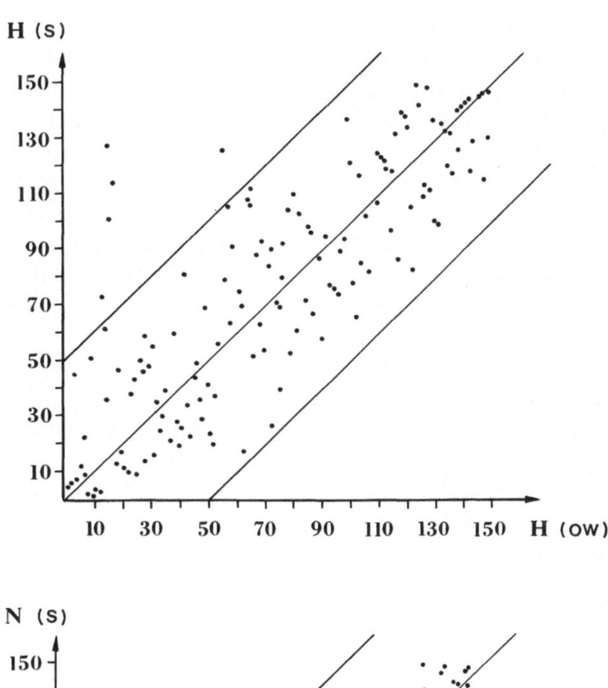


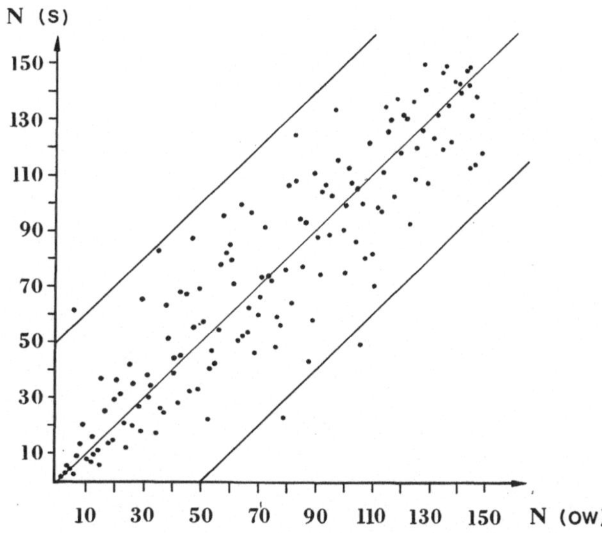


Abb. 14. Gegenüberstellung der Hauptbefunde (oben) und Nebenbefunde (unten) jeweils der gleichen Untersuchungsgruppen eines patho-anatomischen Vergleichskollektivs. Die absoluten Häufigkeiten der Befunde wurden ausgezählt, nach Rang geordnet und befundbezogen einander gegenübergestellt. Die Differenz beider Korrelationskoeffizienten ist signifikant

In der pathologischen Anatomie ist im Gegensatz zur klinischen Medizin die Möglichkeit gegeben, durch systematische Unterscheidung von Haupt- sowie Nebenbefunden eine unterschiedliche Projektion der verschiedenen Selektionsfaktoren zu erreichen. Es werden die primären, sekundären und tertiären Selektionsfaktoren unterschieden. Primäre und sekundäre Selektionsfaktoren sind vornehmlich solche, welche unter dem Hauptbefund subsumiert werden, tertiäre Selektionsfaktoren diejenigen, welche die Qualität des Nebenbefundes beeinflussen (HÖPKER, 1970).

Hierzu ein Beispiel: in einer größeren epidemiologischen Vergleichsstudie wurden mehrere Untersuchungs- und Vergleichsgruppen miteinander verglichen (HÖPKER, 1974). Die Studie beschränkte sich ausschließlich auf die Auswertung von Obduktionsberichten. Retrospektiv wurde angesichts der vorliegenden pathoanatomischen Gesamtdiagnose eine Klassifikation des Gesamtbefundes in Haupt- und Nebenbefund durchgeführt. Die Gegenüberstellung einzelner Untersuchungs- und Vergleichsgruppen nach den verschiedenen Befundklassen hat den Nachweis erbringen können, daß ohne Inkaufnahme eines systematischen Fehlers die ungerichteten Einflußfaktoren signifikant reduziert werden konnten (Abb. 14).

Ohne Zweifel kann dieser Ansatz nur in denjenigen Fällen verfolgt werden, in welchen die pathoanatomische Gesamtdiagnose bekannt ist und durch eine Befundklassifikation eine unterschiedliche Projektion insbesondere der primären und sekundären Selektionsfaktoren auf die Diagnose erreicht werden kann. Eine ähnliche Unterscheidung im klinischen Bereich oder gar bei den Sterbebescheinigungen (sogenannte Totenscheine) wird aus den bereits dargestellten Gründen abgelehnt.

# E. Angewandte Informationstheorie

### 1. Informationsvolumen, Informationsgehalt; harmonisches und kanonisches Gesetz

*Signale* sind physikalisch-chemische *Zeichen*, welche von einem Lebewesen verstanden werden. Ein Signal wird zum Zeichen, wenn diesem aufgrund intellektueller Leistung des Expedienten bestimmte (sprachliche) Funktionen zugeordnet werden. Hier haben Signale den *Charakter binärer Entscheidungen.*

Das potentielle *Informationsvolumen M* zeitabhängiger Signale wird angegeben als:

$$M = z \cdot K$$
$$M = [\text{ld } \hat{m}] \cdot 2 \cdot W \cdot T$$

$\hat{m}$ = diskreter Wert der numerischen Amplitude eines Signales

$z = [\text{ld } \hat{m}]$ = maximaler metrischer Informationsbetrag

$\text{ld } \hat{m} = \text{ld } 10 \text{ lg } m = 3{,}32 \text{ lg } m$

$W$ = Bandbreite

$T$ = Dauer

$K$ = Strukturgehalt

Sind Signale aus Elementen höherer Ordnung zusammengesetzt, so können wir von *Nachrichtenobjekten,* in Fällen, in welchen eine typographische Zuordnung erfolgt, von *Symbol* sprechen. Die Menge der verschiedenen Symbole bildet das *Symbolinventar* oder *Alphabet.* Als mittlerer *Informationsgehalt (-Entropie)* bzw. relativer *Informationsgehalt(-Entropie)* und (absolute) *Redundanz* ergeben sich:

$$H = - \sum_{i=1}^{I} p_i \text{ld } p_i \text{ [bt/Symbol]}$$
$$\hat{H} = \text{ld } I$$
$$h = \frac{H}{\hat{H}}$$
$$\Omega = \hat{H} - H$$

$H$ = mittlerer Informationsgehalt

$I$ = Alphabetumfang

$p$ = Häufigkeit der Symbole

$p_i - p_I$ = Belegungsdichte (von $i = 1$ bis $i = I$)

$\hat{H}$ = Symbolkosten

$h$ = relativer Informationsgehalt

$\Omega$ = (absolute) Redundanz

Die Häufigkeit der Symbole p wird auch als *Rang r* (Anordnung nach abnehmender Häufigkeit) angegeben. Symbole können zu ein- oder mehrgliedrigen *Symbolaggregaten* zusammengefaßt und in ihrer Gesamtheit als *Sprache* bezeichnet werden. Die Elemente der Sprache sind die *Wörter,* der Wortvorrat das *Vokabular.* Nach dem harmonischen Gesetz von ZIPF ist die Ranghäufigkeit (harmonisch)

$$Pr = \frac{1}{r \cdot \ln z}$$

$r$ = Rang

$p$ = Häufigkeit

$z$ = Wortvorrat

und die harmonische Entropie

$$H_h = \frac{1}{\ln z}(\ln \ln z + \frac{1}{2}\ln z).$$

Das kanonische Gesetz von MANDELBROT lautet

$$Pr = \frac{c}{(r + r_0)^B}.$$

Die Konstante c kann weiter aufgelöst werden und nach Umformung ergibt sich

$$y = \frac{a(1 + b)^a}{(x + b)^{(1 + a)}}.$$


## 2. Linguistik

Die traditionelle Sprachwissenschaft hat sich vor allem im deskriptiv-begriffli-
chen Bereich bewegt (OTTO, 1954; SCHNELLE, 1968; GABELENTZ, 1969; LEVINE
und ARNDT, 1969). Überwiegend bauen diese auf den *allgemeinen linguistischen
Methoden* des Anfangs dieses Jahrhunderts auf (ausgehend z.B. von SAUSSURE,
1933). Erst LEVINE und ARNDT berücksichtigen eine zumindest teilformalisierte
Linguistik. Eine einführende Zusammenstellung der *linguistischen Terminologie*
gibt VERMERR (1971).

Es ist daher nicht erstaunlich, daß – insbesondere im sprachlichen Bereich –
die ersten systematischen Darstellungen der Anwendungen informationstheoreti-
scher Grundlagen in der Linguistik eben aus diesem deskriptiven Bereich stamm-
ten (BENSE, 1962, 1969). So viel Informationen und zum Teil verblüffende Einblicke diese Erweiterung des methodischen Instrumentariums gebracht hat, so
haftet diesen doch der Geruch traditioneller Textzählungen an – ohne abstrahie-
rende Einblicke in die durch die Zählung zerstörte Sprachstruktur (HELMUT
MEIER, 1964; S.W. WAGNER, 1968). Eine Zusammenstellung dieser Methoden
findet sich bei ALEXEJEW et al. (1973) sowie KREUZER und GUNZENHÄUSER (1969).
Eine in sich völlig durchstrukturierte Darstellung mit Berücksichtigung nahezu
sämtlicher Aspekte der Informationstheorie aus der Sicht der Linguistik gibt
MEYER-EPPLER (1969). Diese Entwicklung wurde eingeleitet von ZIPF (1935)
und MANDELBROT (1953). Weitere Entwicklungstendenzen des LAW OF PRAG-
MATICS werden von LEIMKUHLER (1967) (im Zusammenhang mit der Bradford-
Verteilung) beschrieben.

Die Anwendung maschineller *Zählprogramme* hat die vergleichende und histo-
risierende Linguistik entscheidend bereichert (KRALLMANN, 1966; MORTON und
WINSPEAR 1966/67; MORRIS 1968/69; KÖSTER 1969/70; CLUETT, 1971; MULLEN,
1971; SCHMIDT, S.J., 1971). Es sei dahingestellt, *welcher Bereich der Stilkunst*
(REINERS, 1944) mit diesen Methoden erfaßt wird!

Große praktische Bedeutung hat die *Wortfeldforschung* erhalten (Zusammenstellung bei L. SCHMIDT, 1973), welche vom Ansatz her eine Erweiterung der semantischen Aspekte darstellt und die Erstellung wortübergreifender Abfrage-
programme gestattete (WÜSTER, 1969; MELTON, 1965; SCHAFF, 1966; SCHMIDT, F.,
1966; SCHMIDT, W., 1967; ULLMANN, S., 1967; BUMANN, 1968; DUCHACEK, 1973).

Bei den ersten Versuchen einer *maschinellen Sprachübersetzung* blieben diese
Ergebnisse ebenso wie diejenigen der generativen Grammatik (CHOMSKY, 1970)
weitgehend unberücksichtigt (BOOTH et al., 1958; BOOTH 1961/62; BOOTH, 1967).
Die Gegenüberstellung natürlicher und formaler Sprachen (ZIMMER, 1971, Zusammenstellung bei OETTINGER, 1967) hat für die *automatisierte Indexierung* nur
geringe Fortschritte bringen können (LUSTIG, 1970; SALTON, 1970).

Mit CHOMSKY wurde die Entwicklung einer neuen *Syntaxtheorie* eingeleitet
(CHOMSKY, 1970). Hauptmerkmal dieser Theorie ist die Unterscheidung von
Oberflächen- und Tiefenstruktur, deren Beziehungen durch die *Transformationsgrammatik* beschrieben werden. Erstaunlicherweise ist diese Sprachdarstellung
von einer teilweise frappierenden Ähnlichkeit mit den Ausführungen von de BONO
(1975) über den *Denkprozeß*. Die historischen Wurzeln dieser Entwicklung sind
wohl in der *morphologischen Methode von* ZWICKY (1971) zu suchen.


### 3. Klassifikation, Thesaurus

Unter *Diagnosensprache* wird die Summe der pathoanatomischen Einzeldiagnosen
bzw. deren Benennung verstanden. Die Diagnosensprache ist (leider) bis zu einem
gewissen Grade unabhängig von der Terminologie. Letztere gründet sich auf die
Zusammenstellung von *Termini*. Unter Terminus wird ein wissenschaftlich exakt
definiertes, intensional oder extensional abgegrenztes Sprachzeichen verstanden.
Die Begriffe *Klassifikation* und *Taxonomie* werden in etwa gleichlautend ver-
wendet. Klassifikation ist eine Ordnungsform, welche ein Gesamt in Klassen
unterteilt. Die strenge Spezifikation der Klassen, wie sie aus der Mathematik
bekannt ist, kann auf die Linguistik und Dokumentation nicht angewandt
werden. Diese *Spezifikationen* sind:

1. alle Klassen sind Elemente der betrachteten Grundmenge;
2. alle Klassen schließen einander aus;
3. die Vereinigungsmenge aller Klassen ergibt die Grundmenge.

Im Gegensatz zur Beiordnung (Klassifikation) verstehen wir unter *Hierarchie*
(Unterordnung) solche Beziehungen von Klassen untereinander, bei welchen
eine Klasse die Unterklasse einer anderen, umfassenderen Klasse ist. Hierbei
können eine starke Hierarchie (jede Unterklasse besitzt nur eine ihr unmittelbar
übergeordnete Klasse) von einer schwachen Hierarchie (jede Unterklasse besitzt
mehr als eine ihr unmittelbar übergeordnete Klasse) unterschieden werden.

Jedes in der Praxis angewandte Klassifikationsprinzip ist hierarchisch. Unter
*Facette* wird ein eindimensionaler Aspekt verstanden, unter welchem ein Wissens-
gebiet betrachtet werden kann. Dieser Aspekt bezieht sich nicht auf die Gesamtheit des Wissensgebietes (im Gegensatz zur Klassifikation) und verfolgt das Ziel,
die Extensität der innerhalb dieses Gebietes abgebildeten Begriffe zu senken und
deren Intensität zu vergrößern. Mögliche zusätzliche Unterteilungen der Facette
werden als Focus bezeichnet.

Ein *medizinischer Thesaurus* ist eine Sammlung von Begriffen bzw. deren Benennungen aus der medizinischen Fachsprache, in welchem deren Beziehungen

untereinander mit dargestellt sind. Die Begriffssammlung muß zusätzlich über einen natürlich-sprachlichen Einstieg verfügen. Als *Sammlung* wird in diesem Zusammenhang eine systematische Erfassung angesehen; die Darstellung der Beziehungen der Termini (im Falle, daß diese Elemente einer Terminologie sind) oder auch Nicht-Termini geschieht unter den Gesichtspunkten des Modelles.

Der Begriff des Thesaurus wird unterschiedlich angegeben (WERSIG, 1969; SOERGEL, 1969; DIEMER, 1972; DAHLBERG, 1974; ROLLAND, 1973). Es hat den Anschein, als ob alle diejenigen Wortsammlungen Thesaurus genannt werden, welche *nicht* der systematisierenden Forderung eines Klassifikationssystemes gerecht werden können. In der Medizin sind die Probleme der Klassifikation und Terminologie nicht so leicht zu lösen wie z.B. in der Mikrobiologie (KAUFMANN, 1971). Nur wenige (IMMICH, 1965, 1966; SCHNEIDER, 1969) haben die ständige Präsenz der Ordnungsprobleme gerade in der medizinischen Diagnosensprache durchgestanden (HÖPKER et al., 1973). Wie auch immer geartete allgemeine Strukturen (THIMM, 1964; SCHEELE, 1968; ARNTZ, 1970; A.F. SCHMIDT, 1972) versagen in der Phase der Realisierung oder beim Retrieval. Eine ausgezeichnete begriffliche Klärung und Anleitung gibt die *DIN-Vornorm* 1463 (1972: Richtlinien für die Erstellung und Weiterentwicklung deutschsprachiger Thesauri).

### 4. Diagnosensprache

Ordnet man die Diagnosen entsprechend ihrer absoluten Häufigkeit nach Rang, so ergeben sich sogenannte *Rangzahlkurven*. Diese gehorchen dem Law of

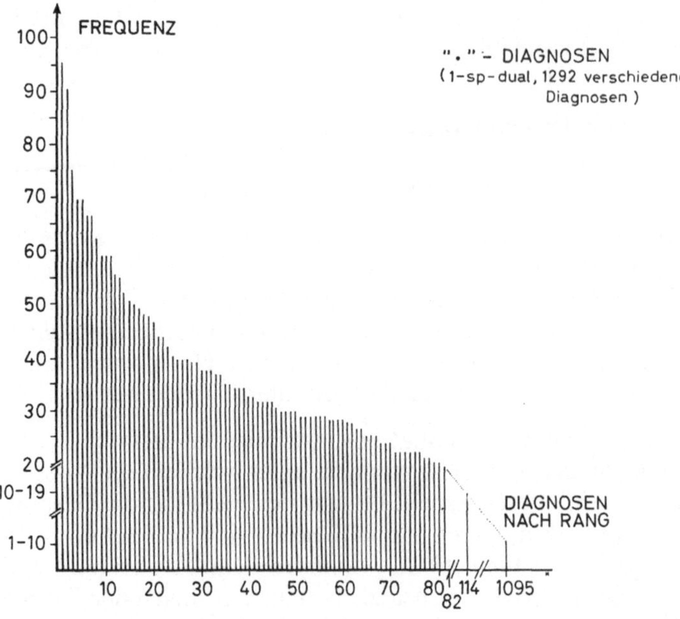


Abb. 15. Absolute Häufigkeit der Diagnosen nach Rang in einem bestimmten patho-anatomischen Untersuchungsgut. Eine Klassifikation oder terminologische Kontrolle der codierten Diagnosen hat praktisch nicht stattgefunden

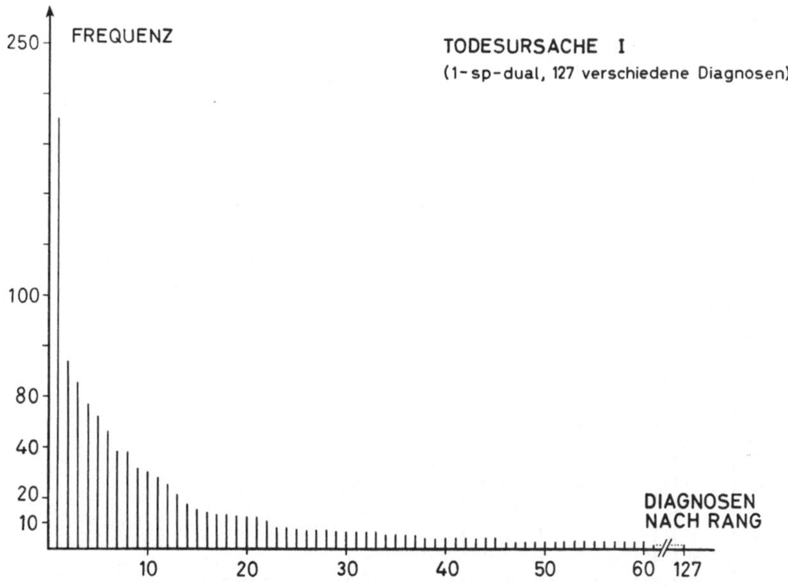


Abb. 16.   Absolute Häufigkeit der Diagnosen nach Rang, gleiches Untersuchungsgut wie Abb. 15.
Vorgegeben war eine strenge Klassifikation, welche 127 Begriffe enthielt. Jeder der codierten Fälle
wies bis 50 Diagnosen auf (Abb. 15), jedoch nur eine Todesursache I

Pragmatics (ZIPF, 1963; MANDELBROT, 1954). Bezeichnend ist, wie sich eine vor-
herige Klassifikation der Diagnosenbegriffe auswirkt (Abb. 15, 16). Legt man
zugrunde ein Gesamtvolumen von 1292 verschiedenen Diagnosen, so ergibt sich
bei der Darstellung der absoluten Häufigkeit ein etwa bis zum Rang 20 steil abfallender, anfänglicher Kurvenverlauf, der sich bis zum Rang 1292 nahezu
asymptomisch der x-Achse nähert. Stehen bei gleicher Fallzahl innerhalb des
gleichen Sektionsgutes nur 127 verschiedene Diagnosen zur Verfügung, so ergibt sich ein gänzlich anderes Bild. Eine oder zwei Diagnosen werden sehr häufig
verzeichnet, die weiteren 20 Diagnosen zeigen eine Häufigkeit zwischen 10 und
90, die weiteren 107 Diagnosen kommen nur noch etwa fünfmal vor. Es hat somit
eine Verschiebung derart stattgefunden, daß der Verwendungssschwerpunkt der
Diagnosen sich auf das erste Sechstel des Gesamtvolumens der hier betrachteten
Diagnosensprache bezieht.

Verkürzt man in einem weiteren Schritt den zur Verfügung gestellten Schlüssel (auch hier handelt es sich wieder um das gleiche Obduktionsmaterial) auf 43
verschiedene Diagnosen (Abb.17), so ist der bereits geschilderte Effekt noch deut-
licher zu erkennen. Die häufigste Diagnose wird 314mal verzeichnet, die zweit-
häufigste 120mal, es folgt ein linear abfallender Bereich, in welchem die Häufigkeit von etwa 60 bis auf 10 abfällt. Etwa die Hälfte der Diagnosen zeigt eine
Häufigkeit von unter 10. Wir können festhalten: Je differenzierter eine Diagnosensprache ist, desto gleichmäßiger ist ihre Häufigkeitsverteilung. „Gleichmäßig-
keit" bezieht sich auf wenige, sehr häufig vorkommende und sehr viele Begriffe
mit mittlerer Besetzungszahl. Der Effekt der Verwendung von Oberbegriffen

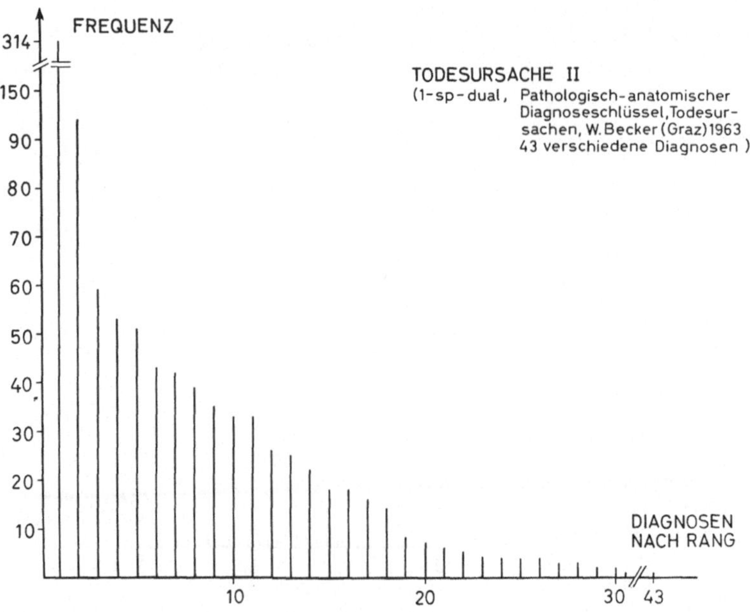


Abb. 17.   Absolute Häufigkeit der Diagnosen nach Rang, gleiches Untersuchungsgut wie Abb. 15 und 16. Die vorgegebene Klassifikation beschränkte sich hier auf 43 verschiedene Begriffe (Todesursache II; sonst gleiche Bedingungen wie Abb. 16)

hat zu einer ungleichmäßigen Benutzung des Begriffsvolumens geführt, wobei es ein oder zwei sehr häufig benutzte Begriffe, etwa 40% häufig benutzte Begriffe gibt, und die restlichen 50% nur wenig in Erscheinung treten.

Interessant ist nun der Vergleich, ob zwischen verschiedenen Pathologischen Instituten sich Unterschiede auch in den Rangzahlkurven der Diagnosensprache ausdrücken. Solche Unterschiede sind durchaus gegeben; erstaunlich ist, daß die Gesamtzahl der insgesamt benutzten Diagnosen in beiden Instituten in etwa gleich ist. Das bedeutet, daß das Informationsvolumen etwa gleich groß ist, nur die Redundanz scheint verschieden zu sein (Abb. 18).

Es erhebt sich nun die Frage, ob ein solcher Klassifikationseffekt auch bei einem Vergleich zwischen der natürlichen und der Diagnosensprache gegeben ist. Der Untersuchung liegen zugrunde die relative Benutzungshäufigkeiten der deutschen Sprache, wie sie von HELMUT MEIER nach den Kaeding'schen Zählungen aus dem Jahre 1900 angegeben werden. Die drei der häufigsten benutzten Begriffe bilden ein Plateau, es schließt sich ihm etwa bis zur Rangzahl 20 ein absteigender Teil der Kurve an, welcher – bei logarithmischer Verteilung – in einen linearen Anteil übergeht. Das harmonische sowie das kanonische Gesetz nähern sich in unterschiedlicher Weise dieser Verteilung. Ganz anders sieht die Verteilung der Diagnosensprache aus. Es zeigt sich, daß die überaus häufig benutzten Begriffe fehlen, und daß etwa ab einem Rang von 30 die Häufigkeitsverteilung nicht logarithmisch sondern immer noch nahezu halbkreisförmig gekrümmt sich der Abszisse nähert. Beide Abweichungen der Verteilungen der Diagnosensprache (dargestellt sind diejenigen beider Pathologischen Institute) sind als Klassifikationseffekte dieser Fachsprache anzusehen (Abb. 19).

Was sagen diese Untersuchungen aus? Sie geben nicht mehr als einen groben Überblick darüber, daß einige wenige Diagnosen überaus häufig, der überwiegende Teil der Diagnosen aber nur selten benutzt wird. Insofern stimmt die Aussage mit dem LAW OF PRAGMATICS überein. Andererseits wird diese Aussage dadurch relativiert, daß im Rahmen der Diagnosensprache wesentlich mehr Begriffe häufiger und weniger Begriffe seltener benutzt werden als in der Umgangssprache. Daraus folgt beispielsweise, daß eine Reduzierung auf wenige Begriffe in der Diagnosensprache mit einem größeren Informationsverlust einhergeht.

Welche Folgerungen sind für die Diagnosensprache in der Medizin insbesondere im Hinblick auf die (möglichst automatisierte) Dokumentation im Rahmen der modernen Linguistik relevant?

Mit deskripten Methoden kann die Spracheigenschaft auch der Diagnosen-

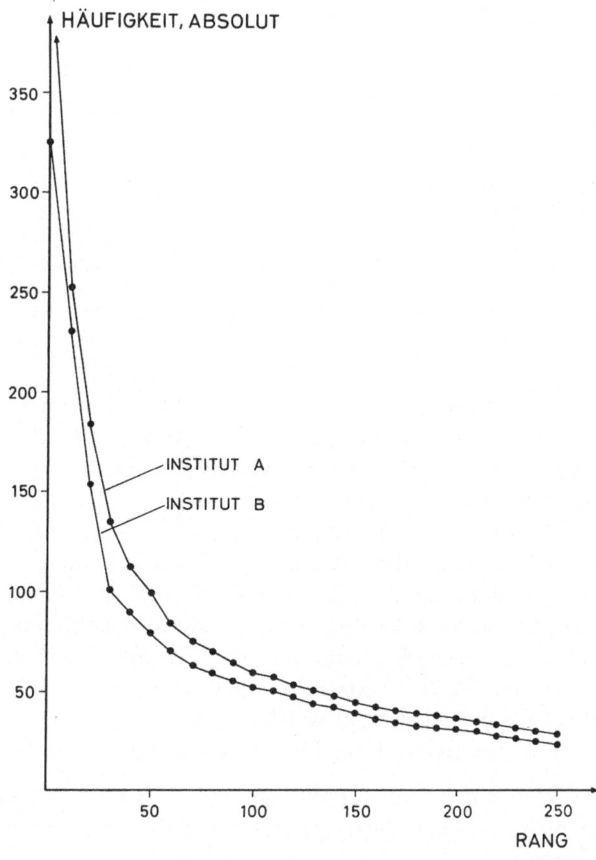


Abb. 18. Vergleich der absoluten Häufigkeiten von Diagnosen nach Rang zweier Pathologischer Institute (gleicher Jahrgang, gleiche Fallzahl). Institut A weist für alle Begriffe eine größere Benutzungsfrequenz auf

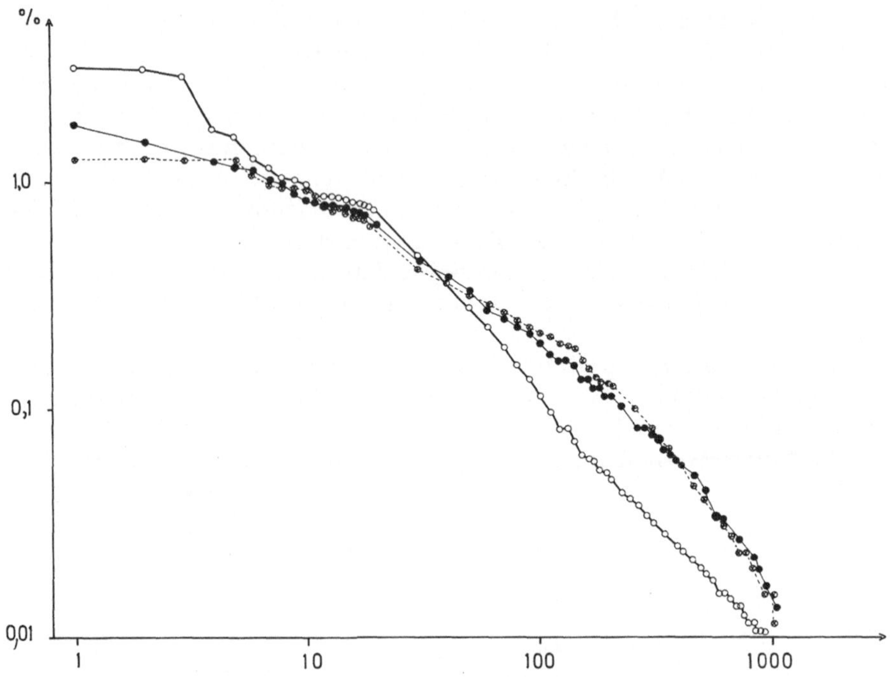

Abb. 19. Rangzahlkurven (relativer) Benutzungshäufigkeiten diagnostischer Begriffe. Ausgezogene mit leeren Kreisen nach Angaben von HⁱLMUT MⁱIⁱG. Es handelt sich hier um die K ⁱDING'schen Zählungen von 1.09 Mio Wörtern der deutschen Prosa um das Jahr 1900. Neuere Zählungen stehen uns nicht zur Verfügung. Gefüllte Kreise: Diagnosensprache des Pathologischen Institutes A; mit „x" versehene Kreise: Pathologisches Institut B. Ordinate: relative Häufigkeit in %; Abszisse: entsprechende Rangposition. Beide in logarithmischem Maßstab.

sprache (für den Fall der Pathologischen Anatomie) beschrieben werden. Hieraus lassen sich Anhaltspunkte folgern, welche z.B. den Umfang einer Dokumentationssprache (hier der Diagnosen) betreffen (Anzahl der Begriffe resp. deren Benennungen in einem Thesaurus). Eine Hilfe derart jedoch, welche eine Verminderung des intellektuellen Aufwandes des Bearbeiters medizinischer Dokumente erbringen könnte, ist ausschließlich für den Teil der Diagnosensprache zu erwarten, welcher durch eine Steigerung der Begriffsintensität zu vernachlässigbar kleinen extensionalen Bedeutungsanteilen geführt hat. Selbstverständlich ist dann noch nichts über die Formvariabilität der Begriffe (sprich Wörter) ausgesagt (z.B. Deklination, Konjugation, Einzahl, Mehrzahl, etc.), welche ebenfalls berücksichtigt werden muß.

Für den Bereich der Diagnosensprache müssen wir festhalten:

Weder die traditionelle noch die strukturale Linguistik kann augenblicklich in praxi verwertbare Argumente für die Dokumentation der Diagnosensprache liefern.

34

## 5. Medizinische Klassifikationen

Konventionellerweise werden präkoordinierte (hier sind die Begriffe vollständig als Codewort abgebildet) von postkoordinierten (das Codewort wird erst bei der Benutzung zusammengesetzt) Schlüsselsystemen unterschieden.

Zunächst eine kurze Übersicht über die heute gebräuchlichen präkoordinierten Schlüsselsysteme:

1. Als erstes muß der pragmatisch gegliederte PATHOLOGISCH-ANATO-MISCHE Diagnosenschlüssel (PaDS, 1963) von BECKER genannt werden, der einen Begriffsumfang von 2558 Begriffen aufweist. Er ist nicht mehr in Gebrauch.

2. INTERNATIONAL CLASSIFICATION OF DISEASES (ICD) der WORLD HEALTH ORGANIZATION (WHO). Dieser Schlüssel liegt heute in seiner 8. Revision vor. Die 9. (wenig veränderte) Revision ist in Vorbereitung und soll noch in diesem Jahre erscheinen. Erst mit der 10. Revision ist eine vollständige Umstrukturierung des Schlüssels vorgesehen (IMMICH, 1973), wobei auch die Vorarbeiten des CIOMS-(COUNCIL for INTERNATIONAL ORGANIZATIONS of MEDICAL SCIENCES)-Projektes (WAGNER, 1973) berücksichtigt werden sollen. Für die 8. Revision haben die USA eine eigene (leicht abgeänderte) Version herausgebracht. Auch die DDR hat einen eigenen Schlüssel der 8. Revision verbindlich gemacht (1967). Ausgehend von der dreistelligen Gliederung hat IMMICH (1966) eine erweiterte Form angegeben, welche mit dem gleichzeitig veröffentlichten KLINISCHEN DIAGNOSENSCHLÜSSEL (KDS, IMMICH, 1966) kompatibel ist (ICD/E). Von FASSL (1968) stammt eine Zusatzklassifikation, in welcher insbesondere der Grad der Diagnosensicherung berücksichtigt werden soll. Kritik und Änderungswünsche an der ICD sind schnell laut geworden (z.B. MIKAT, 1968). Die dreistellige ICD (1968) hat 1136 Begriffe, die vierstellige (1968) 3842. Die Anzahl der Klassen ist mit 125 gleich.

3. KLINISCHER DIAGNOSENSCHLÜSSEL (KDS) von IMMICH (1966). In diesem Schlüssel wird erstmalig für den deutschsprachigen Bereich eine strenge topographische und nosologische Gliederung auf der Basis eines fünfstelligen Dezimalcodes angegeben. Eingearbeitet ist die dreistellige – auf fünf Stellen erweiterte – ICD, so daß zu diesem Schlüsselsystem bedingte Kompatibilität hergestellt ist. Der KDS hat im deutschsprachigen Raume (trotz vieler Mängel und der seit Jahren überfälligen Neuauflage) weite Verbreitung gefunden. Er hat 9134 Begriffe bei 98 Klassen.

4. Als eine Zwischenstufe bei der Erstellung des TdM (s.u.) ist der PDS (PATHOANATOMISCHER DIAGNOSENSCHLÜSSEL) anzusehen. Hier sind ausschließlich pathoanatomische Diagnosen (13904 Begriffe) abgebildet, wobei eine zweidimensionale, hierarchische Klassifikation gewählt wurde. Dieser Schlüssel bildet jetzt den patho-anatomischen Teil des TdM.

Ergänzend sei auf eine ganze Reihe weiterer Systeme hingewiesen.

5. Der Vollständigkeit wegen sei die DEZIMALKLASSIFIKATION (herausgegeben vom DEUTSCHEN NORMENAUSSCHUSS, 1951) aufgeführt. Bis

1964 erfolgten einige wenige Ergänzungen, eine Überarbeitung ist bisher unseres Wissens nicht erfolgt.

6. GORDON (1971) hat die CURRENT MEDICAL INFORMATION and TERMINOLOGY herausgebracht. Hier werden nach einem strengen Schema die wichtigen medizinischen Termini mit Hilfe eines definierten Wortschatzes dargestellt. Die Explikation selbst ist durchgehend in gleicher Weise gegliedert. Es handelt sich hier um ein ideales, auch computerisierbares Nachschlagewerk.

7. Von ähnlichen Gesichtspunkten hat sich die Arbeitsgruppe um BRAUN et al. (1964) leiten lassen, als diese eine SYSTEMATIK FÜR DIE FÄLLE DER ALLGEMEINPRAXIS veröffentlichte. Hier wird eindeutig der Gesichtspunkt der Ordnung über den der wissenschaftlichen Klassifikation gestellt.

8. Die von LEIBER und OLBRICH (4. Auflage 1966) herausgegebenen KLINISCHEN SYNDROME sind inzwischen in einer Rechenanlage gespeichert und stehen jedem zur schnellen Information auch über seltene Syndrome und Krankheitsbilder zur Verfügung (System DOFONOS) (LEIBER, 1975).

9. In unermüdlicher Arbeit hatte SCHNEIDER (SCHNEIDER und SUNKEL, 1967) versucht, für das Fachgebiet der Ophthalmologie eine bereinigte Terminologie zu schaffen. Diese wurde inzwischen weiterentwickelt und praktisch erprobt.

10. Als einen ersten Versuch, auch die Therapie codieren zu können, ist der ALLGEMEINE CHIRURGISCHE THERAPIESCHLÜSSEL von SCHEIBE (1969) anzusehen. Trotz zahlreicher Verbesserungen hat er keine fachübergreifende Bedeutung erlangt.

11. LÄSER (1971) stellt für die Röntgendiagnostik einen „X-RAYDIAGNOSTIC-CODE" zur Verfügung, der in seiner äußeren Aufmachung und auch Gliederung ausschließlich nach Suchkriterien aufgebaut wird.

Von den postkoordinierten Schlüsselsystemen seien nur aufgeführt:

1. STANDARD NOMENCLATURE OF DISEASES AND OPERATIONS (SNDO) wurde zum erstenmal von der AMERICAN MEDICAL ASSOCIATION vorgelegt. Diese baut auf der ICD auf, weist jedoch eine strenge topographische und nosologisch-ätiologische Gliederung auf. In der hier vorliegenden Fassung (5. Auflage, 1961) ist die erste Dimension mit 2298, die zweite mit 1796 Begriffen besetzt, die allerdings nicht völlig frei kombiniert werden können. Diese Einschränkung gilt jedoch nur für einen kleinen Teil des Schlüssels und kann bei den nachfolgenden Überlegungen außer Betracht bleiben.

2. SYSTEMATIZED NOMENCLATURE OF PATHOLOGY (SNOP) wird herausgegeben vom COLLEGE OF AMERICAN PATHOLOGISTS (COMMITTEE on NOMENCLATURE and CLASSIFICATION of DISEASE) und erschien erstmalig 1965. Den hier gemachten Ausführungen liegt die 2. Auflage von 1969 zugrunde. Auch hier handelt es sich um einen postkoordinierten Schlüssel mit den Dimensionen (in Klammern die Anzahl der Begriffe) Topographie (3620), Morphologie (1856), Ätiologie (2754) und Funktion (2089). Die Stellenzahl ist variabel von 4 bis $4 \times 4 = 16$.

Wir haben festgestellt, daß die Klassifikation einen erheblichen Einfluß

36

auf die Diagnosensprache (bzw. umgekehrt) ausübt. Die Frage lautet nun, inwiefern ein Rangzahlvergleich der Klassengröße präkoordinierter Schlüsselsysteme Hinweise auf den abgebildeten Anteil der Diagnosensprache zu geben vermag.

In den Vergleich wurde die ICD in ihrer dreistelligen (bis zur 6. Revision) als auch in der vierstelligen Ausführung (8. Revision, 1968), der PaDS (BECKER, 1963) der PDS (HÖPKER, 1972) sowie der KDS (IMMICH, 1966) einbezogen. Diese Schlüssel zeigen als gemeinsame Merkmale
1. das Bestreben, eine einheitliche Klassifikation einzuhalten;

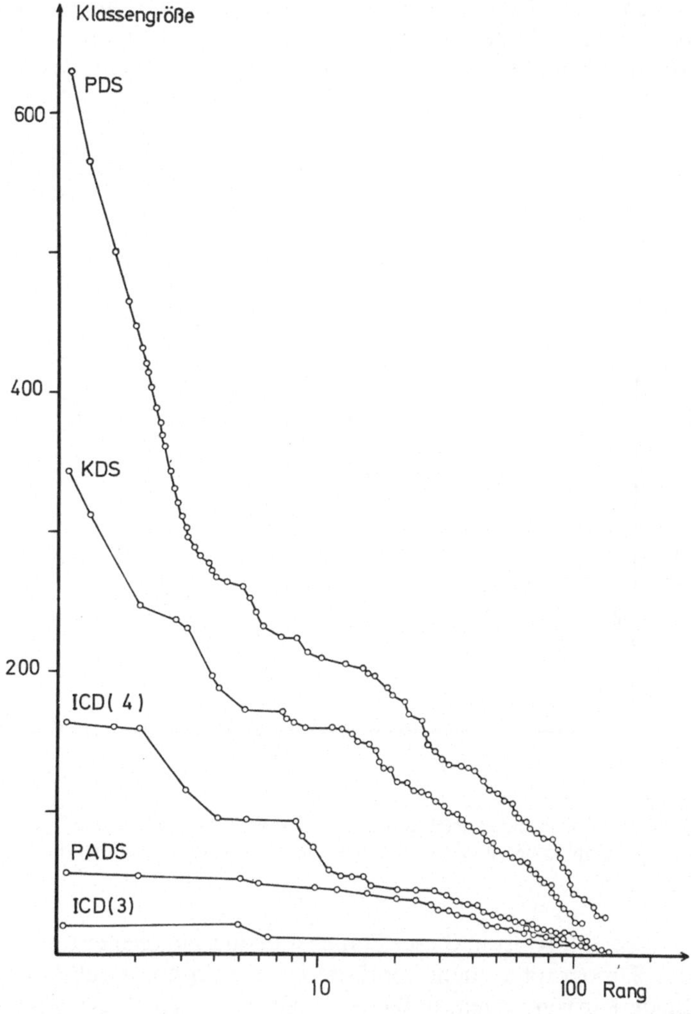



Abb. 20.   Rangzahlvergleich der Klassengröße präkoordinierter Schlüsselsysteme (Abkürzungen vgl. Text). Die einzelnen Klassen wurden nach der Topographie geordnet, ausgezählt und nach der nosologischen Dimension summiert. Ordinate: absoluter Umfang der Klassen; Abszisse: Rang

2. den Versuch, sog. Oberbegriffe als Koordinationspunkte der Gliederung aufzufassen und
3. die Oberbegriffe auf die hierarchische Klassifikation zu beziehen.

Es stellt sich heraus, daß mit wachsender Differenzierung der Schlüsselsysteme einige wenige Klassen nahezu logarithmisch an Umfang zugenommen
haben, wobei andere Klassen auch über weite Zeiträume und verschiedene Schlüsselsysteme hinweg ihren Umfang nicht wesentlich vergrößert haben (Abb. 20).

Der Vergleich postkoordinierter Schlüsselsysteme gestaltet sich wesentlich
schwieriger. In den Vergleich sind aufgenommen die SNDO (1961) sowie die
SNOP (1969). Hierbei wurde derart vorgegangen, daß die vergleichbaren Dimensionen nach Rang entsprechend ihrem Umfang angeordnet und für jeden der
beiden betrachteten Schlüssel gegenübergestellt wurden. Es zeigte sich, daß die
SNOP einen „Überhang" von 267 topographischen Klassen gegenüber der Morphologie aufweist (Abb. 21).

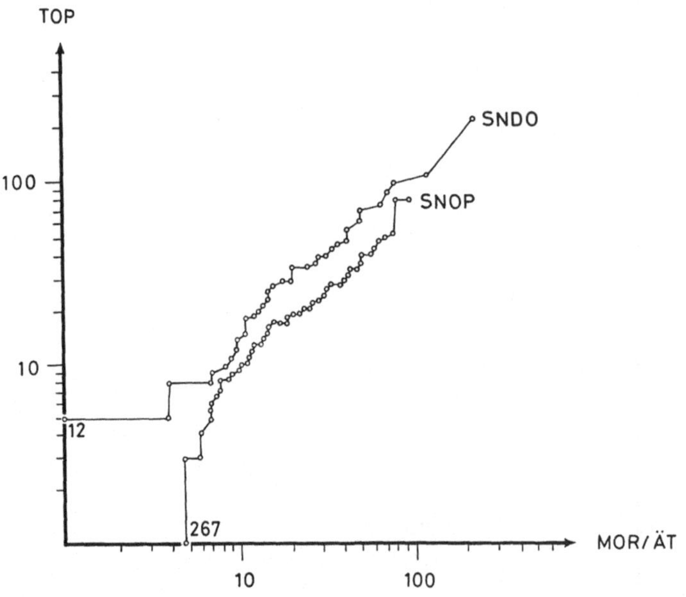


Abb. 21.   Rangzahlvergleich postkoordinierter Wörterbücher unter gleichzeitiger Berücksichtigung
der topographischen und morphologisch-ätiologischen Aufteilung der SNDO und SNOP. Beispiel:

Die SNDO ist in dieser Dimension ausgeglichener und weist nur 12 gegenüber
der Topographie nicht repräsentierte morphologisch-ätiologische Klassen auf.
Beide Kurven zeigen, daß die topographischen Klassen der SNDO nach Anzahl
und Umfang nicht in dem Maße differenziert sind wie diejenigen der SNOP.

38

# F. Thesaurus und Dokumentationssysteme

## 1. Dokumentationssysteme in der Pathologie

Auf die Vielzahl der halbmechanisierten und vollmechanisierten Dokumentationssysteme soll hier nicht eingegangen werden (Übersicht bei HÖPKER, 1970; KOLLER und WAGNER, 1975). Einen beachtenswerten (auch praktisch realisierbaren) Fortschritt brachte das „over-cross"-Verfahren von JACOB (1965), mit dem auch der empirische Teil des hier vorgestellten Thesaurus gesammelt wurde. In der Pathologischen Anatomie hatten SMITH und MELTON (1963) sowie LAMSON und DIMSDALE (1966) die Entwicklung zu vollautomatischen Dokumentationssystemen angestoßen. BECKER (1964, 1965, 1966, 1972) hat stufenweise die gesamte Entwicklung von der vollmechanisierten Dokumentation bis zur Klartextanalyse (aufbauend auf der SNOP) nachvollzogen.

Im deutschsprachigen Raum hatten als erste RÖTTGER et al. (1969) die sog. Klartextanalyse versucht. Trotz zahlreicher Verbesserungen (1970, 1972) und internationaler Kooperation ist das projektierte Gesamtsystem nicht installiert (vgl. ohne Autor, Sammelband: Symposium über Klartextanalyse in der Medizin). Auch das Pathologie-Befund-System (WINGERT und RIES, 1973) verzichtet vorerst auf einen Klartexteinstieg.

Auf einem Wortthesaurus der SNOP aufbauend haben PRATT und THOMAS (1967) ein Klartextanalysesystem mitgeteilt, welches nach zahlreichen Verbesserungen (PRATT und PACAK, 1969) praktikable Ergebnisse lieferte. Die Verbesserungen betreffen vor allem den Worteinstieg. Hier ist man völlig von einer konjugierten Form der medizinischen Terminologie abgekommen. Kleinste Dokumentations- und Abfrageeinheit sind Morpheme der medizinisch-englischen Terminologie, welche über eine Vielzahl von Transformationsregeln jeweils das geforderte Wort zusammensetzen. Dieser Prozeß kann in beiden Richtungen durchlaufen werden.

Geht man von der umgekehrten Fragestellung aus, daß sämtliche hier beschriebenen Schlüsselsysteme der Codierung (resp. Indexierung) dienen, so erhebt sich die Frage, inwiefern formal manuelle, halbautomatische und automatische Codierungsverfahren miteinander verglichen werden können (KAYSER et al., 1974). Das aufgestellte Modell geht von Überlegungen bezüglich der Anzahl der Worte pro indiziertem Textbereich innerhalb der Sektionsdiagnosen (Arztbriefe) (auftragen nach relativen Häufigkeiten) aus. Es zeigt sich, daß die Anzahl der Wörter pro Diagnose innerhalb des Thesaurus bezüglich ihrer relativen Häufigkeit deutlich von dem Wort-Thesaurus abwich. Die hieraus verallgemeinerte Theorie der indizierten Klartextanalyse stellt die theoretischen Werte den tatsächlich beobachteten Häufigkeitsverteilungen der Klassen gegenüber und ergibt eine gute Übereinstimmung.

In einer weiteren Betrachtung wurden verschiedene Indexierungsverfahren (manuelle, halbautomatische und automatische) miteinander verglichen (KAYSER und HÖPKER, 1973). Nach Analyse der Fehlermöglichkeiten (diese erstreckte sich auf Art und Umfang der möglichen Fehler) scheint unter den gegebenen Voraussetzungen ein halbautomatisches Verfahren auch gegenüber dem Aufwand quasi-optimal zu sein. Vollautomatische Verfahren sind erst nach mehrfachen Durchläufen auch den manuellen und halbautomatischen Verfahren gleichzusetzen. An einem praktischen Beispiel wurde dieses erörtert.

Zieht man ein Resümee, so muß man feststellen:

1. Abgesehen von den gegenwärtig noch ungelösten Problemen der Klartextanalyse ist das Verhältnis von Kosten/Nutzen noch zu ungünstig, als daß man an eine Realisation solcher Verfahren denken könnte;

2. Der Schritt ist erst wenige Jahre her, daß man gelernt hat, auch in der Diagnosensprache eine (lebende) Sprache zu sehen. Von der Anwendung linguistisch-struktureller Methoden (z.B. Transformationsgrammatik) sind wir noch weit entfernt. Mit der technischen Realisierung sog. Lernmatrizen (selbstlernende Computer) kann auch hier eine Problemlösung erwartet werden.

3. Bis zu diesem Zeitpunkt sind wir gezwungen, solche Methoden in die Praxis umzusetzen, welche einen nahtlosen Übergang von den gegenwärtig computerunterstützten Verfahren zu vollautomatischen Klartextanalyseverfahren gestattet.

4. Das Koppelungsglied scheint ein universell verwendbarer Thesaurus zu sein.


## 2. Forderungen an einen Thesaurus

In einem kurzen Rückblick sollen die Ergebnisse der verschiedenen Untersuchungen der Diagnose zusammengefaßt und als Forderungen formuliert werden, welche bei der Erstellung eines Thesaurus zu berücksichtigen sind.

1. *Ein medizinischer Thesaurus muß eine Sammlung situationsgerechter Diagnose- und Krankheitseinheitsbegriffe mit ihrem klartextlichen Einstieg enthalten.* Das angebotene Begriffsinstrumentarium muß jeder möglichen Entscheidungssituation des Arztes gerecht werden können, gleichgültig, ob es sich um die Dokumentation eines Befundes oder einer (mit wissenschaftlicher Akribie abgeklärten) Krankheitseinheit handelt. Dabei sind die – wenn nicht allzu banalen – sprachlichen Variationen zu berücksichtigen. Echte Synonyme und Quasi-Synonyme sind nach Möglichkeit vollständig aufzuführen. Diese sind es vornehmlich, welche den klartextlichen Einstieg über verschiedene Register (oder im Dialog) ermöglichen. Darüberhinausgehende grammatikalische oder kontextliche Variationen können (müssen aber nicht) zu einem Thesaurus gehören. Dabei muß in jedem Falle die Reduktion des Begriffes auf den Basisbegriff strukturiert und durch ein System von Regeln eindeutig definiert sein.

In diesem Zusammenhang können *Begriffsthesauri* von *Wortthesauri* unterschieden werden. Es hat sich gezeigt, daß Wortthesauri für die recht einfach strukturierte Diagnosensprache ein so kompliziertes System von Regeln verlangen, welche mit den bisher bekannten Mitteln der klassischen Dokumentation nicht mehr operational dargestellt werden können. Sie haben daher bisher ihren Zweck – nämlich den Einstieg in die Klartextanalyse – in dieser Form nicht erfüllen können.

40

Die Grenzen der klassischen Dokumentationsmethoden wurden sehr früh sichtbar (FUGMANN, 1962, 1966). DIEMER (1972) schlägt daher vor, die absolute Textinhaltsgegebenheit, die absolute Identität von Autor, Indexer und Sucher und die absolute Universalität des Klassifikationssystemes, zu überwinden (Übersicht der traditionellen Methoden bei MICHAILOW et al., 1970; KOLLER und WAGNER, 1975).

2. *Die medizinische Terminologie muß erhalten sein.* Das CIOMS-(COUNCIL for INTERNATIONAL ORGANIZATIONS of MEDICAL SCIENCES)-Projekt versucht auf internationaler Ebene eine für die wichtigsten Fachbereiche der Medizin einheitliche Terminologie zu erarbeiten. Das Ergebnis dieser Bemühungen soll in der 10. Revision der ICD ihren Niederschlag finden. Bis zu diesem Zeitpunkt können nur die bereits vorliegenden Zusammenstellungen einzelner Spezialdisziplinen berücksichtigt werden (z.B. SCHNEIDER und SUNKEL, 1969). Geht man davon aus, daß auch eine Terminologie der Medizin Teil der Diagnosensprache ist, so ist diese dann bereits in einem Thesaurus enthalten – wenn auch nicht als solche abgegrenzt.

Die beiden ersten Forderungen zusammengenommen heben darauf ab, daß jeder Benutzer in der Lage sein soll, sich aus dem Gesamtthesaurus einen seinen Bedürfnissen entsprechenden Teilthesaurus zusammenzustellen. Dies kann *implizit* geschehen, indem nur ein Teil des Thesaurus benutzt wird, oder aber *explizit,* indem z.B. über die Suchstrukturen zu erfassende Anteile eliminiert werden. In jedem Falle werden nicht gewollte Informationsverluste oder -verschiebungen vermieden.

3. *Das vermutete (wenn auch nicht immer korrekte) Vorwissen des Benutzers sowie dessen Verhalten einem Ordnungssystem gegenüber sind oberste Kriterien für die Codierung („Ablage") und das Retrieval („Wiederfinden").* Ein Fehler der meisten Schlüsselsysteme ist, daß diese in erster Linie als Klassifikationssysteme aufgefaßt werden. Klassifikationskriterien sind wissenschaftlich nachvollziehbare Argumente und als solche operational. Eine große Zahl der Termini in der medizinischen Fachsprache sind jedoch in diesem Sinne nicht operational. Entweder sind die Begriffsinhalte durch neue Methoden weiter differenziert worden (im günstigsten Falle), oder es hat sich ein falscher Sachverhalt herausgestellt (was in vielen Fällen das Überleben eines Terminus nicht infrage stellt), oder es ist zu Inhaltsverschiebungen unterschiedlicher Art (Ausbildungen von Teilinhalten, Inhaltszusammenführungen, u.ä.) gekommen. Das Ordnungssystem einer Fachsprache hat ohne Zweifel auch die Aufgabe, Begriffe aus diesem Graubereich so abzubilden, daß diese über die (Klassifikations- und Facetten-)Struktur in die „richtigen" Bedeutungszusammenhänge geleitet werden. Werden diese überwiegend obsoleten Begriffe nicht berücksichtigt, so sind nichtkontrollierbare Informationsverschiebungen und -verluste unvermeidbar.

In welchem Ausmaß die Weiterentwicklung diagnostischer Methoden (wobei deren Sensitivität und Spezifität nicht mehr unbedingt als gegensätzliche Eigenschaften angesehen werden müssen) sich in den Abgrenzungen der Krankheitseinheiten und über diese auch in den Diagnosen widerspiegelt, hat SCHILE-LUFTMANN (1973) für die Dermatologie gezeigt. Eine schon klassisch gewordene Validitätsprüfung (für die Circumcision) stammt von LILIENFELD und GRAHAM (1958). Auch für die pathologische Anatomie ist eine solche Prüfung anhand der Syntropie Diabetes mellitus und Lipomatosis pancreatis mit erschreckendem Ergebnis angegeben worden (Höpker, 1970).

4. *Das Gesamtsystem muß für den Benutzer transparent sein.* Der Benutzer muß im manuellen Betrieb als auch im rechnerunterstützten Dialogverkehr zu jeder Zeit seinen Standort innerhalb des Thesaurus bestimmen können. Wird das System rechnerunterstützt, werden bei vorgegebener Struktur informationstheoretische Gesichtspunkte, im mechanisierten oder manuellen Betrieb, Benennungen von Oberbegriffen und deren Zuordnung zueinander im Vordergrund stehen.

5. *Der Thesaurus soll von einem Dokumentationssystem unabhängig sein.* Dokumentations- und Informationssysteme werden unter drei Bedingungen realisiert:
1. technische Realisationsmöglichkeiten (Hardware und Software);
2. Ansprüche des Benutzers (Funktionen des Systemes im weitesten Sinne);
3. Repräsentation des Informationsinhaltes durch einen wie auch immer aufgebauten Thesaurus.

Systemseitige und benutzerseitige Interessen sind auf jeder Stufe der Informationsbearbeitung konsequent von der Information selbst zu trennen. Die gegenwärtig zur Verfügung stehenden Methoden verbieten es, Informationsbearbeitungsmethoden gleich welcher Art und welchen Umfanges als Bedingungen mit entsprechender Änderung des primären Informationsgehaltes aufzufassen (hierunter fallen z.B. gewichtende Indexmethoden ohne dazwischengeschaltete intellektuelle Einstiegsebene).

Klassengröße und Codeumfang und damit die wichtigen Maße wie Entropie und Redundanz können sehr wohl sinnvoll bei der Strukturierung einer Klassifikation derart beeinflußt werden, daß ein Maximum der zusätzlichen (dokumentations-sprachlich-kontextlichen) Information in operationaler Form am Begriff selbst mitgeführt wird und dessen Intensität steigert. Wenn man so will, wird hiermit eine formalisierte Syntax (auf der Ebene einer Dokumentationssprache) aufgebaut. In die Praxis umgesetzt bedeutet dies: Auch die Darstellung eines solchen Thesaurus in einem größeren Speicher hat diesen Regeln zu folgen, die Suchstrukturen (beispielsweise bei der Codierung oder auch beim Retrieval) sind nach informationstheoretischen Gesichtspunkten aufzubauen. Im Dialogverkehr mit einer Rechenanlage wäre hiermit eine drastische Reduzierung der Antwort-Zeiten zu erreichen.

6. *Der Gültigkeitsbereich eines Thesaurus muß fachübergreifend angegeben werden.* Diese Forderung ergibt sich aus der Organisationsstruktur und Verflechtung der medizinischen Fachdisziplinen und orientiert sich an der Gesamtheit des möglicherweise geänderten Spektrums falscher Sollwerteinstellungen. Diese Forderung ist patientenbezogen. Fachbereichsinteressen zahlreicher bedeutender Spezialfächer haben in den Hintergrund zu treten.

7. *Ein Thesaurus soll nach Struktur und Umfang eine hohe Flexibilität aufweisen.* Wissenszuwachs und methodischer Fortschritt müssen ohne Zäsur nachtragbar sein, wobei Limitierungen nach Umfang und Gliederung nicht im Wege stehen dürfen. Bezogen auf die medizinischen Disziplinen bedeutet dies, daß jeder Schlüssel eines bestimmten Fachbereiches nahtlos aufgenommen werden und der

Fachspezialist nicht nur auf die von ihm erarbeiteten Termini seines Faches zurückgreifen kann, sondern über den Hintergrund einer fachübergreifenden Diagnosensprache verfügt.

8. *Der Thesaurus muß zu internationalen Schlüsselsystemen kompatibel sein.* Zahlreiche Schlüssel- und Thesaurusstudien haben den Nachweis erbracht, daß fremdsprachige Schlüsselsysteme nicht durch eine einfache Übersetzung in einen neuen Gültigkeitsbereich übernommen werden können. Die Diagnosensprache ist (insbesondere bei einem Vergleich der englisch-amerikanischen und deutschen) über weite Strecken völlig verschieden. Neu geschaffene Thesauri sollen daher Begriff für Begriff in dem fremdsprachigen Schlüsselsystem definiert werden. Die Angleichung dieses Indexierungsvorganges ist richtungsgebunden, eventuelle Informationsverschiebungen und Informationsverluste sind von dieser abhängig. Die Benutzung eines solchen Umsteigeschlüssels in Gegenrichtung erfordert grundsätzlich eine zweite Übersetzung.

Daneben gilt es, eine ganze Reihe praktischer Bedürfnisse zu befriedigen, welche von einem Vergleich internationaler epidemiologischer Daten bis zu den Versuchen einer allgemein anerkannten Terminologie reichen.

9. *Ein Thesaurus muß nahtlos an mindestens eine Schnittstelle der automatisierten Klassifikation anschließbar sein.* Hiermit ist die Verwendungsmöglichkeit innerhalb moderner Klartextanalyseverfahren angesprochen. Es hat den Anschein, daß die Schnittstelle nicht ein im herkömmlichen Sinne strukturierter Klartexteinstieg sein kann. Das *Wort* scheint nicht als diejenige Bedeutungseinheit des Satzes zu fungieren, welche es gestattet, ein komplexes, grammatikalisches Regelsystem aufzubauen. Die Entwicklung weist in Richtung von Wortbedeutungsanteilen (im einfachsten Falle Silben), sog. *Morpheme.*

Angesichts dieser Tatsache scheint es sinnvoll, die Anschlußmöglichkeiten auf der Begriffs- und nicht auf der Wortebene zu suchen. Denn die Begriffsstruktur ist auch in Klartextanalyseverfahren diejenige, welche es zu generieren gilt.

10. *Anschlußmöglichkeiten an Systeme automatisierter Diagnosehilfe sollen gegeben sein.* Der große Bereich der Diagnosenmodelle läßt sich gliedern in deterministische und probalistische Verfahren (JESDINSKY, 1972; WESTMEYER, 1972). Insbesondere die probalistischen Verfahren werden zunehmend weiterentwickelt und unübersichtlicher (MURPHY, 1972; KAYSER, 1975; Übersicht bei LANGE und WAGNER, 1973). Insbesondere hat KAYSER (1975) praktikable Vorschläge gemacht, die im Syllogismus des Westmeyer'schen Modelles (1972) begründeten Widersprüche zu überwinden. KOLLER (1969) und JESDINSKY (1972) haben implizit, SADEGH-ZADEN (1974) explizit hervorgehoben, daß alle Arten von Symptommatrizen zur Krankheitseinheit und nicht zur Diagnose hinführen. HERSCHEY (1974) hat sich einem besonderen Teilproblem der Diagnostik gewidmet, indem er von der Beurteilung der Folgen ausgegangen ist. Er hat seine Entscheidungsmodelle in verschiedenen ärztlichen Entscheidungssituationen (Screening; klinische Diagnose; Therapie) getestet und gänzlich verschiedene Anforderungen an das Modell formuliert.

Matrizen, welche Symptome und Krankheitseinheiten in formal dargestellter Form repräsentieren, müssen mit den entsprechenden Zwischenstufen ihrer Erstellung in einen medizinischen Thesaurus eingefügt werden können. Hiermit ist gewährleistet, daß die notwendigerweise zunächst nur in kleinen Spezialfächern entstehenden Symptomlisten sofort einander gegenübergestellt werden und innerhalb umfassenderer Strategieverfahren getestet und angewendet werden können. Der Nachteil von nur eng umschriebenen Anwendungsbereichen solcher Entscheidungssysteme könnte überwunden werden.

Es wurde bereits mehrfach darauf hingewiesen, daß ein medizinischer Thesaurus die Begriffsebenen sämtlicher möglicher Entscheidungsebenen des Arztes zu repräsentieren hat. Selbstverständlich sind auch Krankheitseinheiten abgebildet. Da die bisher bekannten (deterministischen oder probalistischen) Entscheidungshilfen zu den Krankheitseinheiten (und nicht unmittelbar zur Diagnose) führen, kann die Schnittstelle zwischen Thesaurus und den Diagnosealgorithmen in der Krankheitseinheit gesehen werden.

# G. *Thesaurus der Medizin (TdM)*

### 1. *Entwicklungsgeschichte*

Im Jahre 1967 begannen die beiden damaligen Doktoranden bei Prof. JACOB (KUHNEN, HÖPKER) mit einer ersten Testung des von JACOB inaugurierten „over-cross"-Verfahren. Aufbauend auf einem bereits vorliegenden Thesaurus (WEBER, BUCHKREMER), welcher inhaltlich etwa den Registern einiger Lehrbücher entsprach, wurde durch die praktische Verschlüsselungsarbeit ein „empirischer Thesaurus" erstellt. Dieser Thesaurus genügt insofern den praktischen Bedürfnissen der täglichen Verschlüsselungsarbeit, als gleichzeitig Obduktionsberichte zweier verschiedener Pathologischer Institute verschlüsselt worden waren und somit davon ausgegangen werden konnte, daß die häufiger benutzten diagnostischen Begriffe verzeichnet waren. Der Thesaurus umfaßte ein Gesamtvolumen von ca. 6000 verschiedenen Begriffen. HEIM (1968–69) versuchte eine einspaltig-duale Code-Abbildung des vorgelegten Thesaurus. Indes zeigte sich, daß nicht nur dieses, sondern auch das zwei-spaltige dual-Codierungsprinzip (WEBER, 1969; BUCHKREMER, 1973) für die außerordentlich komplexen begrifflichen Verhältnisse innerhalb der Diagnosensprache der pathologischen Anatomie zu starr war. 1969–70 wurde von dem einen von uns (H.) der vorhandene Schlüssel insofern erweitert, als zu den empirisch gewonnenen Begriffen systematisch zusätzliche Benennungen aufgenommen wurden, welche dem Fachbereich der pathologischen Anatomie aber auch den angrenzenden klinischen Fächern entstammten. Das Schlüsselsystem wurde durch mnemo-technische Strings gegliedert. Zu diesem Zeitpunkt wurde bereits der KDS (IMMICH) aufgenommen, das gesamte System unter aufopfernder Mitarbeit von U. MÜLLER (einschließlich ausführlicher Begriffsexplikationen) über Lochstreifen auf Magnetband gespeichert.

Ende 1972 hat sich eine Arbeitsgruppe zusammengefunden, welche es sich zur Aufgabe gemacht hatte, das Gesamtprojekt erheblich zu differenzieren, zu erweitern und zum Abschluß zu bringen (GRELLMANN, KAYSER, RAMISCH, SEITHER, WEIMER). Das aus diesen Arbeiten hervorgegangene Gesamtsystem wird hier vorgestellt.

### 2. *Aufbau*

Der hier vorgestellte Thesaurus gliedert sich in vier Dimensionen. (Abb. 22): *Topographie, Nosologie, Ätiologie, Modifikation.* Jede dieser Dimensionen weist eine streng-hierarchische Gliederung auf, wobei die Klassen durch mnemo-technische Kürzel gekennzeichnet sind. Der Umfang der hierarchischen Klassen innerhalb der einzelnen Dimensionen schwankt zwischen vier Unterklassen (Modifikation) und 88 Unterklassen (Topographie). Diese Gliederung entspricht mehr oder weniger dem traditionellen Aufbau medizinischer Schlüsselsysteme

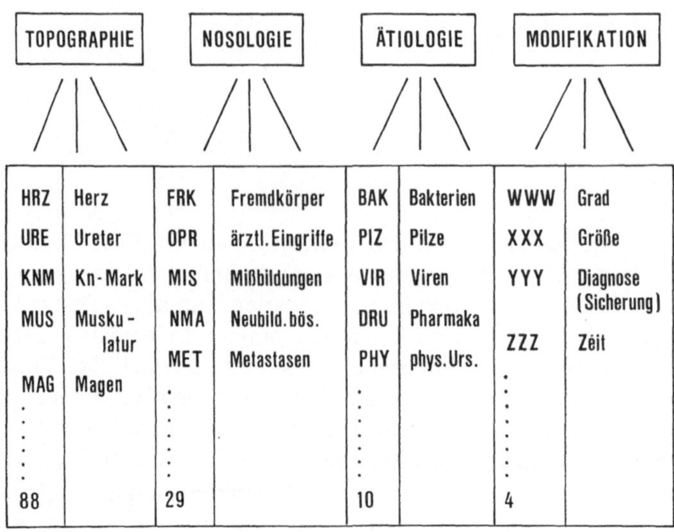


Abb. 22. Hierarchische Klassifikation der Dimensionen Topographie, Nosologie, Ätiologie, Modifikation: Jede dieser Dimensionen ist hierarchisch gegliedert, die Klassen sind mit mnemotechnischen Kürzeln gekennzeichnet. Die Ziffern beziehen sich auf die Anzahl der Klassen innerhalb einer Dimension

| DIMENSION | HIERARCHISCHE KLASSIFIKATION | FACETTENGLIEDERUNG | | | |
| --- | --- | --- | --- | --- | --- |
| | | differential | | segmental | |
| | | allgemein | hierarchisch | allgemein | hierarchisch |
| TOPOGRAPHIE | ....Herz<br>Harnblase<br>Uterus<br>....Magen 88 | ...rechts<br>links<br>proximal<br>....distal 26 | Herz<br>....Spitze<br>Septum<br>....Klappe 1098 | ....Brust<br>Bauch<br>Rücken<br>....Becken 9 | ....ZNS<br>Endokrinum<br>Harnorgane<br>....Psyche 17 |
| NOSOLOGIE | ....Fremdkörper<br>Mißbildungen<br>ärztl.Eingriffe<br>....Metastasen 29 | ....Kachexie<br>Koma<br>Fieber<br>....Sucht 34 | Fremdkörper<br>....fest<br>flüssig<br>....gasförmig 375 | ....Zyste<br>Divertikel<br>Fistel<br>....Stenose 60 | ....Geburt<br>Vergiftung<br>Senium<br>....Gutachten 19 |
| ÄTIOLOGIE | ....Bakterien<br>Viren<br>Pharmaka<br>....physik.Urs. 10 | | Viren<br>....Pocken<br>Herpes<br>....Grippe 262 | | |
| MODIFIKATION | ....Grad<br>Größe<br>Diagn.-Sich.<br>....Zeit 4 | | Zeit<br>....frisch<br>älter<br>....alt 53 | | Σ 2084 |

Abb. 23. Hierarchische sowie Facettenklassifikation des Thesaurus der Medizin (TdM). Die Hierarchische Klassifikation bezieht sich auf die Dimensionen Topographie, Nosologie, Ätiologie, Modifikation. Die Facetten unterteilen sich in Differential- sowie Segmentalfacetten, wobei jeweils allgemeine und hierarchische Gliederungen angegeben werden. Die Ziffern in jeder Zelle bedeuten den Begriffsumfang, die angegebenen Termini Beispiele aus den entsprechenden Gliederungsbereichen

(z.B. KDS, SNOP, SNDO). Jede dieser Klassen wird durch einen dreistelligen Buchstabenkürzel gekennzeichnet, welcher eine mnemotechnische Struktur hat (z.B. Herz: HRZ; Magen: MAG). – Bereits im Laufe der Vorarbeiten hatte sich gezeigt, daß die strenge hierarchische Klassifikation (auch im Falle der Polyhierarchie) der komplexen Struktur der medizinischen Diagnosensprache nicht gerecht werden kann. Es wurde daher eine zusätzliche Facettenklassifikation eingeführt. Das Ziel dieser Facettenklassifikation ist es, die *Intensität* der einzelnen Begriffsbenennungen zu steigern und somit den semantischen Bedeutungsinhalt derselben auf Kosten der syntaktischen Information zu vergrößern. Rein pragmatische Aspekte sowie insbesondere der Stand der gegenwärtigen Entwicklung auch komplexer Dokumentationssysteme haben uns mit zunehmender Konsequenz an diesem Schritt festhalten lassen.

Die Facettenklassifikation wird zunächst in eine *Differentialfacette* sowie eine *Segmentalfacette* untergliedert. Das Gliederungsprinzip der Differentialfacette ist die *Operationalität* der abgebildeten Begriffe, dasjenige der Segmentalfacette die Darstellung eines zusätzlichen *Horizontes*. Unter letzterem ist ein funktioneller, systematischer, topographischer, morphologischer oder ähnlicher Aspekt zu verstehen. Beide Facetten zeigen zusätzlich eine Untergliederung in eine allgemeine und hierarchische Facette (Focus). Unter einer *allgemeinen* Facette werden diejenigen Aspekte zusammengefaßt, welche die hierarchische Klassifikation erweitern. Die hierarchische Facette stellt im Grunde nichts

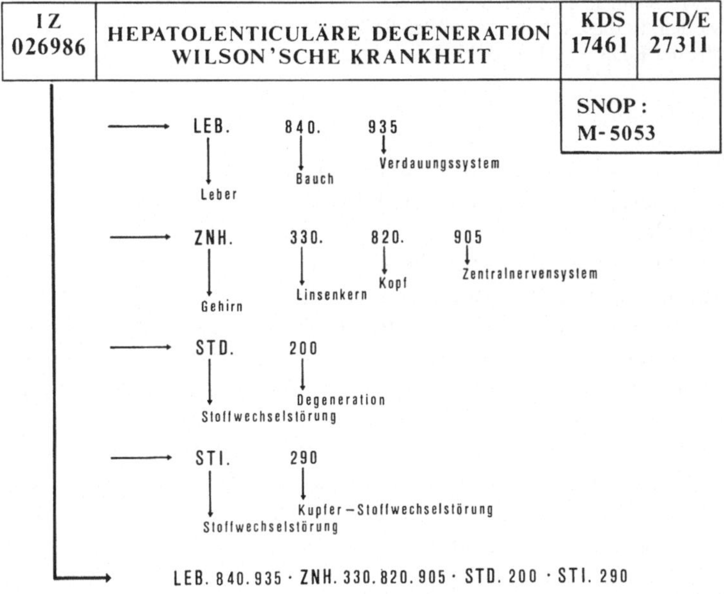


Abb. 24.  Beispiel für die Codierung des Begriffes „Hepatolentikuläre Degeneration, WILSON'sche Krankheit". Wie aus dem Beispiel ersichtlich, macht es keine Schwierigkeiten, gleichzeitig verschiedene topographische als auch nosologische Positionen anzugeben. Der Terminus „Degeneration" ist ein historisch gewachsener Begriff, der ausschließlich aus Gründen der Vergrößerung der Benutzerfreundlichkeit nach Möglichkeit bei sämtlichen innerhalb des TdM enthaltenen Begriffen aufgeführt wird. IZ: Identifikationsziffer; übrige Abkürzungen vgl. Text

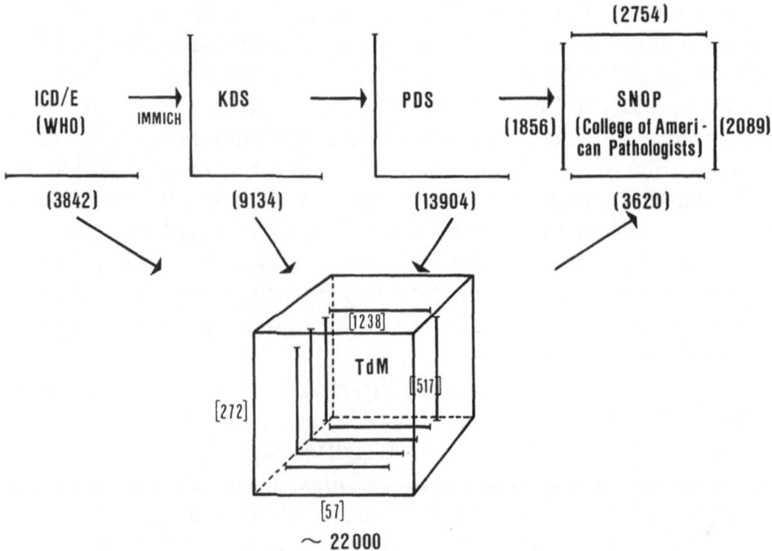


Abb. 25. Kompatibilität des Thesaurus der Medizin (TdM). Innerhalb des KDS ist die ICD/E enthalten (IMMICH). Beide Schlüssel wurden vollständig in den PDS aufgenommen. Dieser bildete die Grundlage für den TdM. Für sämtliche in diesem Thesaurus aufgeführten Begriffe wurden die entsprechenden Codebegriffe aus dem SNOP entnommen. Der Ablauf dieses Vorgehens ist entscheidend für den Benutzer des TdM. Wenn nach einer SNOP-Codierung eines Begriffes gefragt wird, darf nicht der TdM befragt werden. In diesem Falle ist auf den SNOP zurückzugreifen. Andererseits ist es durchaus möglich, Begriffe des KDS innerhalb des TdM zu suchen

anderes dar, als die zweite, differenziertere Ebene der hierarchischen Klassifikation, deren erste Ebene bereits als hierarchische Klassifikation der dimensionalen Klassen vorgestellt wurde.

In Abbildung 23 wird ausführlich auf die Verschränkung der beiden völlig unabhängigen Gliederungsprinzipien hingewiesen. Bei der Indexierung wurde so vorgegangen, daß oberstes Kriterium für die Benutzung der Hierarchie der Klassifikation als auch der Facettengliederung die Frage des Benutzers war, wo kann ich *wie etwas ablegen,* wo kann ich *wie etwas wiederfinden!* Selbstverständlich wurde ebenfalls der operationale Aspekt (und damit der intersubjektiv nachvollziehbare Anteil) berücksichtigt. Anhand des vorgelegten Beispieles (hepatolentikuläre Degeneration, Morbus Wilson) wird jedoch demonstriert, daß die *Suchstrukturen* nicht identisch sind mit den *Bedeutungsstrukturen* eines Begriffes. In jedem Einzelfall wurde davon ausgegangen, daß gleichzeitig beide Aspekte zu berücksichtigen sind (Abb. 24).

Jedem Begriff wurde entsprechend seinem semantischen Bedeutungsinhalt eine *Stringkombination* zugeordnet. Dieses setzt sich aus mnemotechnischen Kürzeln der hierarchischen Klassifikation als auch den dreistelligen Zahlenkombinationen (Facettenklassifikation) zusammen. Zusammengehörige Stringanteile werden durch einen „." (Punkt) miteinander verbunden. Die dreistellige Zahlenkombination hinter dem mnemotechnischen Buchstabenkürzel ist demnach als

Differenzierung der hierarchischen Klassifikation aufzufassen. Verwechslungs-
möglichkeiten sind durch die eindeutige Stringzuordnung ausgeschlossen. Die
Anzahl der Teilstrings (Zahlenkombinationen) ist nicht begrenzt, die Anzahl der
Facettenzuordnungen wie auch die Gesamtzahl der einem Begriffe zugeordneten
Strings sind ebenfalls unbegrenzt. Jeder Begriff erhält zusätzlich eine Identifika-
tionsziffer, es schließt sich der Code des KDS als auch der der ICD/E an.

Danach wird der entsprechende Term des SNOP aufgeführt. In denjenigen
Fällen, in welchen eine Repräsentation des entsprechenden Begriffes nicht in dem
zusätzlich eingezogenen Schlüsselsystem vorgefunden wurde, konnten die entsprechenden Terms selbstverständlich nicht aufgeführt werden (insbesondere
beim KDS haben sich doch erhebliche Kompatibilitätslücken herausgestellt)
(Abb. 25).

# H. Literatur

Acheson, E.D.: Medical Record Linkage. London: Oxford University Press 1967.

Acheson, E.C.: Medical Record Linkage. Meth. Inf. Med. **8**, 1–6 (1969).

Aeffner, Hartmann, Reichertz, Wieland: Die Diagnose. 77. Tagung Nordwestdeutsche Gs. Inn. Med., Hannover 1971.

Agnese, G., Balestra, V.: Classification Problems in Epidemiology studied by multivariate Analysis. Gioruale di igiene e medicina preventiva **11**, 115–132 (1970).

Alexejew, P.M., Kalinin, W.M., Piotrowski, R.G.: Sprachstatistik. München: Wilhelm Fink Verlag 1973.

American Medical Association: Standard Nomenclature of Diseases and Operations (SNDO). 5. Auflage 1961.

Anderson, J.: The Computer: Medical Vocabulary and Information. Br. med. Bull. **24**, 194–198 (1968).

Anderson, J.: Medical Computer Records in Relation to the Definition of Disease. In: Lange, H.-J., Wagner, G., Computerunterstützte ärztliche Diagnostik S. 69–75. Stuttgart-New York: Fr. Schattauer Verlag 1973.

Anderson, J.A., Boyle, J.A.: Computer Diagnosis: Statistical Aspects. Br. med. Bull. **24**, 230–235 (1968).

Angrist, A.: Fitting the Old-Fashioned Autopsy into the Modern Medical Scene. American J. clin. Path. **45**, 202–207 (1966).

Apostel, L., Mandelbrot, B., Morf, A.: Logique, language et théorie. Paris: Presses Universitaires de France 1957.

Apostel, L., Mandelbrot, B.: Linquistique Statistique Macroscopique Logique, Language et Théorie de l'Information. Bibliothèque scientifique internationale. Paris: Presses Univ. de France 1957.

Arntz, H.: Die DK – eine Vielfacettenklassifikation. Nachr. Dok. **21**, 139–142 (1970).

Ashton, E.H., Zuckerman, S.: Maß und Zahl in der Morphologie. Ergebnisse der Medizinischen Grundlagenforschung. Hgb. K.Fr. Bauer. Stuttgart: Thieme 1956.

Bahn, R.C., Schmit, R.W., Young, G.G.: An Information-Retrieval System for research associated with the post mortem examination. Mayo Clin. Proc. **39**, 835–840 (1964).

Ball, M.J.: An Overview of Total Medical Information Systems. Meth. Inf. Med. **10**, 73–82 (1971).

Bargmann, W.: Round-Table-Gespräch: „Struktur und Funktion". In: Nova Acta Leopoldina. Neue Folge Nr. 194, Bd 35, Struktur und Funktion S. 346. Leipzig: Johann Ambrosius Barth 1970.

Barnett, G.O., Greenes, R.A., Grossmann, J.H.: Computer Processing of Medical Text Information. Meth. Inf. Med. **8**, 177–182 (1969).

Baron, W.: Methodologische Probleme der Begriffe Klassifikation und Systematik sowie Entwicklung und Entstehung in der Biologie. In: Diemer, A., System und Klassifikation in der Wissenschaft und Dokumentation, S. 15–31. Meisenheim: Verlag Anton Hain 1968.

Baron, B.N., Fraser, P.M.: The digital Computer in the Classification and diagnosis of diseases. Lancet (London) **IV**, 1066–1069 (1965).

Baron, B.N., Fraser, P.M.: Medical Applications of Taxonomie Methods. Br. med. Bull. **24**, 236–240 (1968).

Barth, H.: Darstellung und Analyse des Zusammenhangs zwischen Variablen des sozialen Wandels durch Polynome. Werkstattpapiere Bd 2: Zur Analyse und Planung gesellschaftlicher Veränderungen. Hgb: Helmut Klages. Meisenheim am Glass: Verlag Anton Hain 1972.

Barthel, D.: Prinzipien der automatischen Diagnosestellung. Leipzig: VEB Georg Thieme 1970.

Bartholomay, A.F.: Some Mathematical Aspects of the Medical Diagnostic Process. Bulletin of Mathematical Biophysics **33**, 413–424 (1971).

Bátori, J.: Generative Grammatik und maschinelle Sprachanalyse. IBM-Nachrichten **208**, 890–896 (1971).

Bauer, F.L.: Rechenautomaten – formalisierte Sprachen. In: Informationsverarbeitung und Kybernetik. Würzburg: Echter Verlag 1964.

Bauer, F.L.: Logik und Kybernetik. Studium Generale **22**, 1937–150 (1969).

Bauer, F.L., Goos, G.: Informatik. Eine einführende Übersicht. Teil I und II. Berlin-Heidelberg-New York: Springer 1971.

Bauer, P., Grabner, H., Scheiber, V.: Ein Auswertungsprogramm für sequentielle Datenbestände. Meth. Inf. Med. **10**, 102–107 (1971).

Baumann, U.: Psychologische Taxometrie. Eine Modellstudie über Ähnlichkeitskoeffizienten, $Q'$-Clusteranalyse und Q-Faktorenanalyse. Bern, Stuttgart, Wien: Verlag Hans Huber 1971.

Baust, W.: Basisdokumentation von neurologischen Krankenblättern mittels elektronischer Datenverarbeitung. Nervenarzt **42**, 457–549 (1971).

Bavink, B.: Ergebnisse und Probleme der Naturwissenschaften. Zürich: S. Hirzel Verlag 1949.

Beckenkamp, H.W.: Möglichkeit und Notwendigkeit zur Anwendung statistischer Verfahren und moderner Dokumentationsmethoden in der arbeitsmedizinischen Forschung. Int. Arch. für Gewerbepath. und Gewerbehygiene **19**, 546–558 (1962).

Becker, H.: Pathologisch-anatomischer Diagnosenschlüssel. Als Manuskript gedruckt (1963).

Becker, H.: Neue Wege einer maschinellen Dokumentation von pathologisch-anatomischen Befunden. Verh. dtsch. Ges. f. Pathologie **48**, 221–225 (1964).

Becker, H.: Zum Problem der Erfassung und Auswertung medizinischer Befunde. Wiener klin. Wschrft. **76**, 852–854 (1964).

Becker, H.: Befunddokumentation in der Pathologie: Erfahrungen mit einer Maschinenlochkartei. Meth. Inf. Med. **4**, 30–35 (1965).

Becker, H.: Aufbau und Auswertung einer pathologisch-anatomischen Diagnosenkartei durch Computereinsatz. Meth. Inf. Med. **5**, 105 (1966).

Becker, H.: Dokumentation maligner Tumoren. Ref. Zentralblatt für allgemeine Path. und path. Anatomie **109**, 103 (1966).

Becker, H.: Automatic Processing of Surficial Biopsy Reports. Beitr. Path. **146**, 301–315 (1972).

Becker, H., Breitenloher, H., Lang, Chr., Schwarz, F.: Computer in der Pathologie: Methodik und Erfahrungen nach Auswertung von 27000 Sektionsprotokollen. Meth. Inf. Med. **8**, 60–67 (1969).

Becker, H., Gell, G., Schwarz, F., Enge, H., Muhri, W.: Klartextanalyse mit internationaler Klassifikation. In: Krankenhausinformationssysteme S. 247–259. Stuttgart-New York: F.K. Schattauer Verlag 1972.

Becker, H., Jacob, W.: Befunddokumentation in der Pathologie. In: Koller, S., Wagner, G. Handbuch der medizinischen Dokumentation und Datenverarbeitung, S. 755–790. Stuttgart-New York: F.K. Schattauer Verlag 1975.

Becker, H., Moskon, A.: Einsatz des IBM-Lochkartenverfahrens zur Befundauswertung in einem Institut für Pathologie. IBM-Nachrichten **14**, 2433–2457 (1967).

Becker, J., Hayes, R.M.: Information Storage and Retrieval: Pools, Elements, Theories. New York, London, Sydney: Willy & Sons 1963.

Bense, M.: Theorie der Texte. Köln: Kiepenheuer u. Witsch 1962.

Bense, M.: Semiotik. Allgemeine Theorie der Zeichen. Köln: 1967.

Bense, M.: Einführung in die informationstheoretische Ästhetik. Grundlegung und Anwendung in der Texttheorie, rde 320. Reinbek: Rowohlt 1969.

Benson, E.S.: The Concept of the Normal Range. Human Path. **3**, 152–155, 1972.

Berg, H., Krisemet, O.: Bemerkungen zur statistischen Auswertung von Sektionsprotokollen. Zentralblatt f. allg. Path. und path. Anat. **88**, 106–110 (1952).

Berger, E.R.: Nachrichtentheorie und Codierung. In: Taschenbuch der Nachrichtenverarbeitung, Hgb. K. Steinbuch, 2. Aufl., S. 56–83. Berlin-Heidelberg-New York: Springer 1967.

Berkson, J.: Limitations of the Applications of fourfold Table Analysis to Hospital Data. Biometrics Bull. **2**, 47–53 (1946).

Berkson, J.: Competing exponential risks with particular reference to the smoking and lung cancer. American Stat. Ass. **55**, 415–428 (1960).

Bernstein, H.-H.: Die Verwendung von Flexowritern in Dokumentation und Bibliothek. Nachrichten für Dokumentation 92–97 (1961).

Blohmke, M., Schäfer, H.: Erfolge und Grenzen der modernen Medizin. Fischer Bücherei Band 736, Frankfurt: Fischer 1966.

Bochnik, H.J., Brozie, E., Donike, H., Pittrich, W., Wildbrandt, K.: Aufgaben und Organisation einer klinischen Auswertungsabteilung. Erfahrungen mit elektronischer Datenverarbeitung und mathematisch-statistischen Analysen. Meth. Inf. Med. **6**, 51–64 (1967).

Bochnik, H.J., Legewie, W.: Multifaktorielle klinische Forschung (Statistische Methoden mit einer

Faktorenanalyse bei progressiver Paralyse). Forum der Psychiatrie, Heft 8. Stuttgart: Ferd. Enke Verlag 1964.

Bock, H.E., Eggstein, M.: Automationsprobleme in der Medizin am Beispiel aktueller Aufgaben des Kliniklaboratoriums. Dtsch. Med. Wschrft. **93**, 985–990 (1968).

Bock, H.E., Eggstein, M.: Diagnostik-Informations-System. Integrierte elektronische Datenverarbeitung für die ärztliche Diagnostik. Berlin-Heidelberg-New York: Springer-Verlag 1970.

Bohrod, M.G.: The Meaning of "Cause of Death". J. of Forensic sciences, Chicago, Ill. **8**, 15–21 (1963).

Bono, E. de: Der Denkprozeß. Hamburg: Rowohlt (1975).

Booth, A.D.: A Progress Report on Machine Translation Bull. du Centre Internat. Provisoire de caleut **15–16**, 11–19 (1961–62).

Booth, A.D.: Machine Translation. Amsterdam: North Holland Publ. Comp. 1967.

Booth, A.D., Brandwood, L., Cleave, J.: Mechanical Resolution of Linguistic Problems. London: Buttersorths 1958.

Borden, G.A., Watts, J.J.: A Computerized Language Analysis System. Computers and the Humanities **5**, 129–141 (1971).

Boyle, J.A., Anderson, J.A.: Computer Diagnosis: Clinical Aspects. Br. med. Bull. **24**, 224–229 (1968).

Bradbury, R.: Unthinking Man and his Thinking Machines. American Documentation (Baltimore) **19**, 371–374 (1968).

Braines, S., Suslow, A.: Biholographie. Ideen des exakten Wissens **9**, 583–590 (1971).

Braun, R.N., Freitag, A., Buchmayer, E., Leitner, I.: Über eine Systematik für die Fälle der Allgemeinpraxis. Münch. med. Wschr. **106**, 1660–1662 (1964).

Bumann, W.: System und Klassifikation in der Sprachtheorie. In: Diemer, A. System und Klassifikation in der Wissenschaft und Dokumentation, S. 42–54. Heidenhein: Verlag Anton Hain 1968.

Bürger, M.: Die Anamnese als wichtigste Grundlage der Diagnose. Hippokrates **27**, 206–208 (1956).

Buschmann, G.: Verlaufsdokumentation in der inneren Medizin. In: Fritze, E., Wagner, G. Dokumentation des Krankheitsverlaufes, S. 53–55. Stuttgart-New York: F.K. Schattauer Verlag 1969.

Caianiello, E.R., Capocelli, R.M.: On Form and Language: The procrustes Algorithm for Feature Extraction. Napoli: Laboratorio di Cibernetica C.N.R.

Carpenter, H.M.: System for Storage and Retrieval of Data from Autopsies. American J. Clin. Path. **38**, 449–467 (1962).

Catell, R.B.: Factor Analysis. An Introduction and Manuel for the Psychologist and Social Scientist. Publishers New York: Harper & Brothers 1952.

Centre National De La Recherche Scientifique: Pathologie générale et expérimentale. Thesaurus. Paris: Centre de Documentation du C.N.R.S. 1970.

Chomsky, N.: Sprache und Geist. Mit einem Anhang Linguistik und Politik. Frankfurt: Suhrkamp Verlag 1970.

Chomsky, N.: Reporte der Syntax-Theorie. Frankfurt: Suhrkamp Verlag 1970.

Christian, W.: Zur Problematik der Morbiditätuntersuchungen. Gesundheitspolitik **11**, 268–288 (1969).

Collen, M.F.: Multiphasic Screening as a Diagnostic Method in Preventive Medicine. Meth. Inf. Med. **4**, 71–75 (1965).

Collen, M.F.: Computer Analyses in Preventive Health Research. Meth. Inf. Med. **6**, 8–14 (1967).

College of American Pathologists, Committee on Nomenclature and Classification of Diseases: Systematized Nomenclature of Pathology (SNOP). Chicago: 1965.

Council for International Organizations of Medical Sciences: Medical Terminology and Lexicography. Basel-New York: S. Kasper-Verlag 1966.

Crocker, D.W.: Automation in Anatomic Pathology. Human Pathology **3**, 1–3 (1972).

Cube, F. v.: Was ist Kybernetik? 3. Auflage. München: Deutscher Taschenbuch-Verlag 1970.

Dahlberg, L.: Grundlagen universeller Wissensordnung. Probleme und Möglichkeiten eines universellen Klassifikationssystemes des Wissens. Pullach bei München: Hrsg. Deutsche Gesellschaft für Dokumentation e.V. (DGD), Frankfurt/M.: Verlag Dokumentation 1974.

Dale, P.W.: Preliminaries to Programming a Computer for Psychiatric Diagnosis. Meth. Inf. Med. **3**, 33–34 (1964).

Davis, L.W.: A System Approach to Medical Information. Meth. Inf. Med. **12**, 1–6 (1973).

Decker, P., Dirr, K.: Logische und mathematische Fassung des diagnostischen Schlusses. Naturwissenschaften **41**, 33–34 (1954).

DeLavenay, E.: An Introduction to Machine Translation. London: Thames and Hudson 1960.

Dennis, S.F.: The Design and Testing of a Fully Automatic Indexing-Recording System for Documents consisting of Expository Text. In: Kent, A. Information Achieval and Machine Translation. New York: Interscience Publishers, Inc. 1960.

Deutscher Normenausschuß: Dezimalklassifikation 1951. Nachdruck 1974 mit Ergänzungsseiten. Berlin-Köln: Beuth-Vertrieb G.m.b.H. 1974.

Diemer, A.: System und Klassifikation in der Wissenschaft und Dokumentation. Meisenheim: Verlag Anton Hain 1968.

Diemer, A.: Klassifikation, Thesaurus und was dann? Das Problem der „dritten Generation" in Dokumentation und Information. Nachr. Dok. **23**, 52–57 (1972).

Diemer, A., Frenzel, I.: Philosophie. Frankfurt/M. und Hamburg: Fischer Bücherei 1958.

Dimsdale, B.: User's Manuel I – A Natural Language Information Retrieval System. Los Angeles Scientific Center **35**, 019 (1966).

Dixon, R.A., Johnston, S.M.: Sources of Variation in Clinical Observations: Problems of Teaching and some Results. Meth. Inf. Med. **11**, 177–182 (1972).

Doerr, W.: Das physikalische Herzmodell. In: Nova Acta Leopoldina. Neue Folge Nr. 184, Bd. 33, Biologische Modelle, S. 121–142. Leipzig: Johann Ambrosius Barth 1968.

Doerr, W.: Vom Sterben. Was ist der Tod? 11 Beiträge und eine Diskussion. München: Piper 1969.

Doerr, W.: Wandlungen der Krankheitsforschung. Über Standpunkte in der Pathologie 150 Jahre nach R. Virchow's Geburtstag. Jahrbuch der Heidelberger Akademie der Wissenschaften 54–77 (1971).

Doerr, W.: Anthropologie des Krankhaften aus der Sicht des Pathologen. In: Gadamer, H.-G., Vogler, P.: Biologische Anthropologie, Teil II, S. 386–427. München: Deutscher Taschenbuch Verlag 1972.

Doerr, W.: Anthropologie des Krankhaften. Bemerkungen aus der Sicht des Pathologen. Zur Orthopädie und ihre Grenzgebiete **110**, 1–15 (1972).

Doerr, W.: Ausbildung (Weiterbildung) zum Laborarzt und zum Pathologen. Vortrag auf dem VIII. Weltkongreß der World Association of Pathology Societies (WAPS) 12.–16. 9. 1972.

Doerr, W.: Education and further Training of Laboratory Physicians and Pathologists. Anatomic and Clinical Pathology. Int. Congress Series **285**, 345–347 (1972).

Doerr, W., Altmann, H.-W., Götze, H.: Zum 150. Geburtstag von Rudolf Virchow. Virchows Archiv, Abt. **A** (Path. Anatomie) **353** (1971).

Doerr, W., Jacob, W., Nemetschek, Th.: Über den Begriff des Krankhaften aus der Sicht des Pathologen. Internist **16**, 41–48 (1975).

Doerr, W. (Hgb), Köhn, K., Jansen, H.: Gestaltwandel klassischer Krankheitsbilder. Berlin-Göttingen-Heidelberg: Springer 1957.

Dombal, F.T. de, Horrocks, J.C., Steniland, J.R., Guillou, P.J.: Pattern – Recognition: A Comparison of the Performance of Clinicians and Non-Clinicians – with a Note on the Performance of a Computer-Based System. Meth. Inf. Med. **11**, 32–37 (1972).

Dombal, F.T. de, Leaper, D.J., Staniland, J.R., McCann, A.P., Horrocks, J.C.: Computer-aided Diagnosis of Acute Abdominal Pain. Brit. Med. J. **2**, 9–13 (1972).

Dorn, H.F.: Some Applications of Biometry in the Collection and Evaluation of Medical Data. J. Chron. Dis. **1**, 638–663 (1955).

Dressler, W.: Modelle und Methoden der Textsyntax. Folia Linguistica **4**, 64–71 (1970).

Drischl, H.: Formale Theorien der Organisation (Kybernetik und verwandte Disziplinen). In: Nova Acta Leopoldina, Neue Folge Nr. 184, Bd. 33, Biologische Modelle, S. 169–194. Leipzig: Johann Ambrosius Barth 1968.

Drogendijk, A.C.: Der kybernetische Krankheitsbegriff. Münch. med. Wschr. **102**, 2577–2580 (1960).

Drogendijk, A.C.: Die Anwendung des kybernetischen Krankheitsbegriffes in der Medizin. In: Lange, H.-J., Wagner, G., Computerunterstützte ärztliche Diagnostik, S. 85–95. Stuttgart-New York: F.K. Schattauer Verlag 1973.

Duchácek, O.: Über verschiedene Typen sprachlicher Felder und die Bedeutung ihrer Erforschung. In: Schmidt, Lothar, Wortfeldforschung, S. 436–452. Darmstadt: Wissenschaftliche Buchgesellschaft 1973.

Ducretet, P.R.: Quantitative Stylistics: An Essay in Methodology. Computers and the Humanities **4**, 187–191 (1969/1970).

Eckmann, F.: Verlaufsdokumentation in der Psychiatrie. In: Fritze, E., Wagner, G., Dokumentation des Krankheitsverlaufes, S. 61–65. Stuttgart-New York: F.K. Schattauer-Verlag 1969.

Eggers, H. (Hgb): Erstes Kolloquium über Syntax natürlicher Sprachen und Datenverarbeitung, Saarbrücken, 29.–30. 4. 1963. Wiesbaden: Franz Steiner Verlag 1964.

Eggstein, M., Kenzelmann, E., Knodel, W., Allner, R.: Organisatorische Konsequenzen von Automation und Datenverarbeitung im klinisch-chemischen Laboratorium. Das ärztliche Laboratorium **13**, 64–70 (1967).

Ehlers, C.Th.: Direkte maschinelle Erfassung von Krankenblattdaten. Meth. Inf. Med. **6**, 108–115 (1967).

Ehlers, C.Th.: Untersuchungen über die ärztliche Belastung in einer chirurgischen Universitätsklinik. Med. Welt **19**, 1595–1602 (1968).

Ehlers, C.Th., Hollberg, N., Proppe, A.: Computer – Werkzeug der Medizin. Meth. Inf. Med. **10**, 129 (1971). Berlin-Heidelberg-New York: Springer-Verlag 1970.

Eichhorn, S.: Information, Kommunikation und elektronische Datenverarbeitung im Krankenhaus IBM-Seminar 25.–27. 10. 1968.

Eichhorn, W.: Die Begriffe Modell und Theorie in der Wirtschaftswissenschaft (Teil 1 und 2). Wirtschaftswissenschaftl. Studium **1**, 281–288, 335–344 (1972).

Eigen, M.: Selbstorganisation der Materie auf dem Hintergrund eines molekularen Chaos? Medical Tribune **4**, 50 (1972).

Eigen, M.: Molekulare Selbstorganisation und Evolution. In: Nova Acta Leopoldina Nr. 206, Bd 37/1 Informatik, S. 171–223. Leipzig: Johann Ambrosius Barth 1972.

Einfalt, W.A.: Internationale Sektionsstatistik. Notwendigkeit und Möglichkeit. Schweizer Zeitschr. f. allg. Path. und Pakteriologie **18**, 946–950 (1955).

Engelhardt, K.: Befinden, Befund, Situation als Problem ärztlicher Diagnose. Therap. Gegenwart **112**, 1071–1086 (1973).

Erhardt, C., McAvoy: Pathological Reports for Mortality Statistics. J. American med. Ass. **171**, 119–122 (1959).

Ernst, Paul: Das morphologische Bedürfnis. Naturwissenschaften **14**, 1075–1080 (1926).

Farr, L.E.: Computer und komplizierte ärztliche Probleme. Meth. Inf. Med. **5**, 1967–171 (1966).

Fassl, H.: Zusatzklassifikation zur Kennzeichnung von Personen ohne akute Beschwerden oder Krankheiten. Meth. Inf. Med. **7**, 141–151 (1968).

Feichtinger, G.: Stochastische Modelle demographischer Prozesse. Berlin-Heidelberg-New York: Springer 1971.

Feigl, G., Rohrbach, H.: Einführung in die höhere Mathematik. Berlin-Göttingen-Heidelberg: Springer 1953.

Feinstein, A.R.: Clinical Epidemiology I, II, II. Epidem. Anals of Internat. Medicine **8**, 807–820, 1037–1061, 1287–1312 (1968).

Feinstein, A.R.: XI. Sources of "chronology bias" in cohort statistics. Clinical Pharmacology and Therapeutics **12**, 864–879 (1971).

Ferber, Ch. v.: Die Diagnose des praktischen Arztes im Spiegel der Patientenangaben. Schriftenreihe zu Arbeitsmedizin, Sozialmedizin, Arbeitshygiene, Bd 43 (1971).

Ferber, Ch. v.: Gesundheit und Gesellschaft. Stuttgart: Kohlhammer-Verlag 1971.

Fletscher, C.M.: The Problem of the Observer Variation in medical Diagnosis with Special Reference to Chest Diseases. Meth. Inf. Med. **3**, 98–103 (1964).

Florey, C. du: A Study of the Validity of the Diagnosis of Stroke in Mortality Data. II. Comparison by Computer of Autopsy and Clinical Records with Death Certificates. Am. J. Epidem. **89**, 15–24 (1969).

Franke, F., Ziegler, H.-K.: Die Bedeutung der Sektion für das Versorgungswesen. Med. Sachverst. **65**, 162–166 (1969).

Frege, G.: Logische Untersuchungen. Hrsg. Günther Patzig, Nr. 219–221. Göttingen: Vandenhoeck & Ruprecht 1966.

Frege, G.: Funktion, Begriff, Bedeutung. Fünf logische Studien, Nr. 144–145. Hrsg. Günther Patzig. Göttingen: Vandenhoeck & Ruprecht 1969.

Freudenberg, K.: Vorzüge und Gefahren der Sektionsstatistik. In: Wilhelm Doerr (Hrsg) Gestaltwandel klassischer Krankheitsbilder (Autoren: Köhn und Jansen). Berlin, Göttingen, Heidelberg: Springer 1957.

Freudenberg, K.: Fehlschlüsse aus einer Sektionsstatistik über das Bronchialcarcinom. Bundesgesundheitsblatt 7, 99–111 (1964).

Freudenberg, K.: Statistische Überlegungen zur Karzinogenese. Dtsch. med. Wschr. 90, 944–947 (1965).

Freundlich, R.: Sprachtheorie, Grundbegriffe und Methoden zur Sprachstruktur. Wien-New York: Springer-Verlag 1970.

Fritze, E.: Die vier großen Schlüsselsysteme. Dok. in Medizin und Biologie 3, 64–67 (1959).

Fritze, E.: Der Krankheitsverlauf. Eine Einführung in das Tagungsthema. In: Fritze, E., Wagner, G. Dokumentation des Krankheitsverlaufes, S. 3–12. Stuttgart-New York: F.K. Schattauer Verlag 1969.

Fritze, E., Wagner, G.: Dokumentation des Krankheitsverlaufes. Stuttgart-New York: F.K. Schattauer Verlag 1969.

Fuchs, G.: Das Problem der klinischen Befunddokumentation in der Sicht der mathematischen Logik. Mathematische Grundlagen mit einfacher Darstellung der Boole'schen Algebra. Meth. Inf. Med. 4, 130–134 (1965).

Fuchs, G.: Medizinische Forschung und mathematisches Denken. Meth. Inf. Med. 7, 1–5 (1968).

Fuchs, G.: Mathematik für Mediziner und Biologen. Berlin-Heidelberg-New York: Springer 1969.

Fuchs, G.: Compartmentmodelle in der Medizin. Meth. Inf. Med. 11, 137–144 (1972).

Fuchs, G.: Allgemeine Prinzipien der Klassifikation und Verschlüsselung. In: Koller, S., Wagner, G. Handbuch der medizinischen Dokumentation und Datenverarbeitung, S. 233–244. Stuttgart-New York: F.K. Schattauer-Verlag 1975.

Fuchs, G., Grastrup-Hansen, K.: Modell zur Dimensionierung und Optimierung von Medizinischen Forschungs- und Ausbildungsstätten. Meth. Inf. Med. 12, 52–61 (1973).

Fuchs, G., Wagner, G.: Krankenhausinformationssysteme. Erstrebtes und Erreichtes. Bericht über die 16. Jahrestagung der DGMDS in der DGD e.V. 3.–6. 10. 1971 in Berlin. Stuttgart-New York: F.K. Schattauer Verlag 1972.

Fuchs, G., Walter, H.: Datenerhebung und Datenfixierung beim computerunterstützten Arztbrief. Organisatorische und psychologische Probleme. Meth. Inf. Med. 13, 18–23 (1974).

Fuchs, M., Kreuz, B., Lemke, K., Schüler, H.: Stellungnahme zur „Begriffsbestimmung der wichtigsten und häufigsten Termini technici aus der Epidemiologie der übertragbaren Krankheiten". Zschrft. gs. Hygiene und Grenzgebiete 16, 911–913 (1970).

Fuchs-Kittowski, K.: Probleme des Determinismus und der Kybernetik in der molekularen Biologie. Jena: VEB Gustav Fischer Verlag 1969.

Fugmann, R.: Die hierarchische Notation von Begriffen. Nach. Dok. 13, 68–70 (1962).

Fugmann, R.: Ordnung – oberstes Gebot in der Dokumentation. Zugleich ein Beispiel zu einer Theorie der Dokumentation. Nachr. Dok. 13, 120–132 (1962).

Fugmann, R.: Der Weg in die Sackgasse bei der mechanischen Dokumentation. Nachr. Dok. 17, 79–83 (1966).

Gebelentz G. v.d.: Die Sprachwissenschaft. Ihre Aufgaben, Methoden und bisherigen Ergebnisse. 1969.

Gadamer, H.-G., Vogler, P.: Biologische Anthropologie, 1. und 2. Teil. München: Deutscher Taschenbuch Verlag 1972.

Gall, M.W.: Computer verändern die Medizin. Stuttgart: Schriftenreihe der Bezirksärztekammer Nordwürttemberg Nr. 15. 2. Auflage 1969.

Ganzhorn, K.: Historische Entwicklung der Informationsverarbeitung. IBM-Nachrichten 14, 2152–2156 (1964).

Geidel, H.: Die Regressionsanalyse als Hilfsmittel bei der Vorausschätzung in der Epidemiologie. Bundesgesundheitsblatt 12, 240–243 (1969).

Geidel, H., Haendler, H.: Datenerfassung direkt auf Magnetband. Nachr. Dok. 19, 130–131 (1968).

Gell, G., Becker, H.: Klartextanalyse pathologischer Biopsiebefunde mit Bildschirmabfrage. Meth. Inf. Med. 12, 10–16 (1973).

Gerwin, R.: Intelligente Automaten. Die Technik der Kybernetik und Automaten. Stuttgart: Chr. Belser Verlag 1964.

Giere, W.: Zur Erfassung und Verarbeitung medizinischer Daten mittels Computer (2. Mitteilung). Meth. Inf. Med. 8, 197–200 (1969).

Giere, W., Baumann, H.: Zur Erfassung und Verarbeitung medizinischer Daten mittels Computer (1. Mitteilung) Meth. Inf. Med. **8**, 11–18 (1969).

Gittelsohn, A. M., Sennig, R. S.: Tabulation of vital Records by Computer. Publ. Hlth. Rep. (Wash.) **79**, 895–904 (1964).

Goldstein, A. J., Harmon, L. D., Lesk, A. B.: Man-Machine Interaction in Human-Face Identification. Am. Telephone and Telegraph Comp. **51**, 399–427 (1972).

Goldstein, H.: The "AT-RISK" REGISTER: A Statistical Evaluation. Brit. J. Prev. Soc. Med. **24**, 129–135 (1970).

Goldwyn, A. J.: Medizinische Literaturrecherche. Werdegang eines Versuchsprojektes auf dem Gebiete der automatischen Datenverarbeitung. Meth. Inf. Med. **2**, 58–65 (1963).

Gordon, B. L.: Biomedical Language and Format for Manuel and Computer Application. Meth. Inf. Med. **7**, 5–7 (1968).

Gordon, B. L.: Current Medical Information and Terminology. American Medical Association 535 N. Dearborn Street, Chicago, Ill. 60610 (1971). Library of Congress Catalog Card 76/15112.

Gorn, S.: The Identification of the Computer and Information Sciences: Their Fundamental Semiotic Concepts and Relationships. Foundation of Language **4**, 339–372 (1968).

Gorry, G. A.: Computer-Assisted Clinical Decision-Making. Meth. Inf. Med. **12**, 45–51 (1973).

Gotcher, S. B., Carrick, J., Vallbona, C., Spencer, W. A., Carter, R. E., Cornell, S.: Daily Treatment Planning with an On-Line Shared Computer System. Meth. Inf. Med. **8**, 200–205 (1969).

Grabner, G.: Die elektronische Datenverarbeitung in der klinischen Medizin. In: Nova Acta Leopoldina Nr. 206, Bd. 37/1, Informatik, S. 419–450. Leipzig: Johann Ambrosius Barth 1972.

Grabner, H., Neumann, H.: Die Erfassung qualitativer medizinischer Angaben mit Hilfe von Endlosmarkierungsbelegen. Meth. Inf. Med. **8**, 182–190 (1969).

Grabner, G., Spindelberger, W.: Einige Gedanken zur Dokumentation von Krankengeschichten in einer internen Klinik. Impuls **7**, 519–532 (1968).

Grellmann, U., Kayser, K., Ramisch, W., Seither, G., Weimer W. : Thesaurus der Medizin als Grundlage eines medizinischen Dokumentationssystemes. Inauguraldissertation der Med. Fakultät der Universität Heidelberg 1974.

Gresser, K., Paschen, H., Schwuchow, W.: Die Kosten der wissenschaftlichen und technischen Information. Ein Standardsystem für statistische Erhebungen. München-Pullach-Berlin: Verlag Dokumentation 1970.

Griesser, G.: Symptomenstatistik. Meth. Inf. Med. **4**, 79–82 (1965).

Griesser, G., Jainz, M.: On-Line-Datenverarbeitung in einem Krankenhaus-Informations-System. IBM-Nachrichten **208**, 905–910 (1971).

Griesser, G., Wagner, G.: Automatisierung des klinischen Laboratoriums. Dokumentation und Statistik von Laboratoriumsergebnissen und medizinisch-technischen Daten. Bericht über die 12. Jahrestagung der Deutschen Gesellschaft für Medizinische Dokumentation und Statistik i. d. DGD e. V. 9.–11. 10. 67, Kiel. Stuttgart-New York: F. K. Schattauer Verlag.

Gross, R.: Medizinische Diagnostik. Grundlagen und Praxis. Heidelberger Taschenbücher 48. Berlin-Heidelberg-New York: Springer-Verlag 1969.

Gross, R.: Syntropie, Dystropie, Interferenz: Eine Einführung. Internist **11**, 209–210 (1970).

Gross, R.: Der Wandel in der medizinischen Diagnostik. Ärztl. Fortb. **22**, 61–70 (1972).

Gross, R.: Der Prozeß der Diagnose. Dtsch. med. Wschr. **98**, 783–787 (1973).

Gross, R.: Einige logische Grundlagen und Grundfragen der Medizin. Dtsch. Ärzteblatt **70**, 2319–2321, 2392–2395, 2462–2464, 2538–2540, 2605–2610 (1973).

Gross, R.: Analyse des ärztlichen Diagnostikvorgangs. In: Lange, H. J., Wagner, G. Computerunterstützte ärztliche Diagnostik, S. 31–38. Stuttgart-New York: F. K. Schattauer Verlag 1973.

Gross, R.: Die Grenzen medizinischer Erkenntnis und Urteilsfähigkeit. Öffentl. Gesundheitswesen **36**, 462–473 (1974).

Gross, R.: Über diagnostische und therapeutische Entscheidungen. Klin. Wschr. **53**, 293–305 (1975).

Gross, R.: Zur allgemeinen Theorie der medizinischen Diagnostik und Therapie. Geburtshilfe und Frauenheilkunde **35**, 573–582 (1975).

Gross, R.: Entwicklung und Probleme der modernen Differentialdiagnostik. Deutsches Ärzteblatt **73**, 567–569 (1976).

Grosse, H.: Kritische Gedanken zur Krebsstatistik auf Grund der Sektionen des Stadtkrankenhauses Dresden-Friedrichstadt. Z. Krebsforsch. **59**, 316–339 (1953).

Grosse, H.: Über die Berechnungsmethode der Häufigkeit von Kombinationsfällen zweier verschiedener Erkrankungen, erläutert am Beispiel der Syntropie Tuberkulose – Krebs, Silikose – Krebs. Zschr. ges. innere Med. **10**, 358–360 (1955).

Grosse, H.: Sind unsere sektionsstatistischen Methoden exakt? Virchows Arch. path. Anat. **330**, 192–199 (1957).

Grosse, H.: Über exakte und vorgetäuschte Prozentunterschiede im Sektionsgut. Münchener med. Wschrft. **104**, 1339–1340 (1962).

Grosse, H.: Über „Berksons Fallacy" und die Selektion durch den Tod. Virchows Arch. path. Anat. **337**, 573–578 (1964).

Grosse, H.: Schlußwort zu den Bemerkungen von O. Mittmann „Rückschlüsse von Sektionskollektiven" Virchows Arch. path. Anat. **337**, 583 (1964).

Grosse, H.: Grundsätzliche Gedanken zum Cornet'schen Prinzip. Zbl. allg. Path. u. path. Anat. **110**, 67–68 (1967).

Grüntzig, A.: Der Systematische Fehler in der Epidemiologie. Dtsch. Ärztebl. **66**, 3413–3416 (1969).

Grüntzig, A., Blohmke, M., Depner, R., Augsburger, W.: Prüfung der Zuverlässigkeit medizinischer Fragen in der epidemiologischen Forschung. Meth. Inf. Med. **7**, 159–165 (1968).

Grüntzig, A., Galla, J.: Die Ergebnisse eines Fragebogens im Vergleich mit der Arztdiagnose. Meth. Inf. Med. **9**, 21–27 (1970).

Gullen, W.H., Schumann, C.M., Petersen, N.J., Franeis, B.J.: Validity of Characterization of Urban Places according to Reported Congenital Malformation Rates. J. chron. Dis. **20**, 747–757 (1967).

Gunzenhäuser, R.: Nicht-numerische Informationsverarbeitung. Wien-New York: Springer-Verlag 1968.

Guralnick, L.: Some Problems in the Case of Multiple Causes of Death. J. chron. Dis. **19**, 979–990 (1966).

Gutjahr, W., Mehl, J.: Über die Zuverlässigkeit von Intelligenzprüfungen. Monatsberichte der Deutschen Akademie der Wissenschaften zu Berlin **4**, 500–509 (1962).

Härö, A.S.: Planning an Information System for Health Services. Meth. Inf. Med. **11**, 1–8 (1972).

Hall, D.L., Lodwick, R.D., Kruger, R.P., Dwyer, S.J., Townes, J.R.: Direct Computer Diagnosis of Rheumatic Heart Disease. Radiology **101**, 497–509 (1971).

Hall, P., Hallén, B., Selander, H.: Linear Discriminatory Analysis: A Patient Classifying Method for Research and Production Control. Meth. Inf. Med. **10**, 96–102 (1971).

Hartmann, F.: Was erwartet der Kliniker von der Dokumentation und Statistik als Methode? In: Fritze, E., Wagner, G. Dokumentation des Krankheitsverlaufes, S. 13–22. Stuttgart-New York: F.K. Schattauer Verlag 1969.

Hartmann, F.: Begriff und Funktion der Diagnose. Münch. med. Wschr. **114**, 117–126 (1972).

Hartmann, F.: Definition von Krankheitseinheiten. In: Lange, H.-J., Wagner, G. Computerunterstützte ärztliche Diagnostik, S. 57–68. Stuttgart-New York: F.K. Schattauer Verlag 1973.

Hassenstein, B.: Die geschichtliche Entwicklung der biologischen Kybernetik bis 1948. Naturwissenschaftl. Rundschau **13**, 419–424 (1960).

Hegglin, R.: Differentialdiagnose innerer Krankheiten. 10. Auflage. Stuttgart: Georg Thieme Verlag 1966.

Hehl, F.J., Miescke, K.J.: Zwei komplementäre Modelle zur Operationalisierung und Metrisierung von Oberbegriffen. München: Vortrag auf der 17. Jahrestagung der DGMDS e.V. 8.–11. 10. 1972.

Heinzmann, G.: Ordnungsmittel in der Dokumentation: Die Eindeutigkeit der Daten und das Wort. Nachr. Dok. **18**, 91–99 (1967).

Heite, H.-J.: Über die maschinelle Dokumentation und Selektion medizinischer Befunde – ihre technische und ärztliche Problematik. Med. Welt **14**, 1560–1570 (1963).

Heite, H.-J. (Hgb): Anamnese. Methoden der Erfassung und Auswertung anamnestischer Daten. Stuttgart-New York: F.K. Schattauer Verlag 1971.

Henrichs, N.: Philosophische Dokumentation – Golem Siemens Sonderdruck 1967.

Herdan, G.: Quantitative Linguistics. Butterworths, London 1964.

Herdan, G.: Mathematical Models of Language. Studium Generale **22**, 191–196 (1969).

Hersey, D.F.: Conceptual Indexing and Retrieval of Current Research Records; an Analysis of Problems and Progress in a Large Scale Information System. (I and II) Meth. Inf. Med. **7**, 172–187 (1968).

Herschey, J.C.: Consequent Evaluation in Decision Analytic Models of Medical Screening, Diagnosis, and Treatment. Meth. Inf. Med. **13**, 197–203 (1974).

Heyden, S.: Epidemiologie. In: Herzinfarkt. Grundlagen und Probleme. Heidelberger Taschenbücher 61. Berlin, Heidelberg, New York: Springer 1969.

Hienz, A., Jansen, H.H., Ross, W.: Zur Frage der Dokumentation in der Pathologischen Anatomie. Med. Dok. **5**, 10–12 (1961).

Hinkelmann, K.: Statistische Modelle und Versuchspläne in der Medizin. Meth. Inf. Med. **6**, 116–124 (1967).

Hoffmann, M.J.A.: Medizinische Informationsverarbeitung. Berlin-New York: Walter de Gruyter 1974.

Hollberg, N., Pleuss, B., Rittersbacher, H.: Computer: Aufgaben im Gesundheitswesen. Berlin, Heidelberg-New York: Springer 1973.

Hölzel, D.: Konzept für ein Medizinisches Informationssystem zur Diagnosenunterstützung (MINDIUS)! In: Lange, H.-J., Wagner, G. Computerunterstützte ärztliche Diagnostik, S. 231–235. Stuttgart-New York: F.K. Schattauer Verlag 1973.

Höpker, W.-W.: Informatik in der Pathologie. Statistische Grundlagen methodischer Betrachtungsweisen. Mit einem Vorwort von W. Jacob. Boehringer Mannheim 1970.

Höpker, W.-W.: Klassifikationsprobleme bei der Erstellung eines polyhierarchischen Thesaurus in der Pathologischen Anatomie. Referat auf der Sitzung des Arbeitskreises für Dokumentation in der Pathologie. Berlin 19. 3. 1970.

Höpker, W.-W.: Befundstruktur und Dokumentationsablauf. Med. Technik **92**, 199–202 (1972).

Höpker, W.-W.: Vergleichskriterien unterschiedlicher Klassifikation. Meth. Inf. Med. **11**, 144–151 (1972).

Höpker, W.-W.: Befundkriterien in der pathologischen Anatomie: Das formalisierte Protokoll. Vierch. Arch. path. Anat. Abt. A **357**, 137–143 (1972).

Höpker, W.-W.: Graz 1972: Pathologie und Dokumentation. Bericht über die Sitzung des Arbeitskreises Pathologie der Deutschen Gesellschaft für Dokumentation und Statistik. Medizin und Technik **92**, 220–222 (1972).

Höpker, W.-W., Jacob, W.: Zur Methodik der statistischen Sicherung epidemiologischer Aussagen in der Pathologie. Virch. Arch. **356**, 127–139 (1972).

Höpker, W.-W., Jacob, W.: Das Problem der Kontrollgruppe bei statistischen Untersuchungsmodellen zur Prüfung des Einflusses exogener Schäden im Rahmen der Pathologischen Anatomie. Vortrag auf der 56. Tagung der Deutschen Gesellschaft für Pathologie, Graz 16.–19. 5. 1972.

Höpker, W.-W., Jacob, W., Kayser, K.: Thesaurus und Informationssystem. Med. Technik **93**, 67–71 (1973).

Höpker, W.-W., Kayser, K., Ramisch, W.: Thesaurus – begriffliche Problematik und strukturelle Information. In: Datenverarbeitung in der Medizin, S. 36–44. Siemens AG 1973.

Hoppe, A.: Maschinelle Verarbeitung der Sprache auf der Basis einer kommunikativen Grammatik. Studium Generale **22**, 310–338 (1969).

Horbach, L., Jesdinsky, H.J.: Empfehlung für die Darstellung statistischer Auswertungen in klinischen Veröffentlichungen. Als Manuskript gedruckt auf Grund von Diskussionen in der Arbeitsgruppe „Statistische Methoden" der Deutschen Gesellschaft für Medizinische Dokumentation und Statistik GMDS 1973.

Ihm, P.: Numerisch-taxonomische Methoden und Nosologie. In: Lange, H.-J., Wagner, G. Computerunterstützte ärztliche Diagnostik, S. 181–185. Stuttgart-New York: F.K. Schattauer Verlag 1973.

Ihm, P., Liebau, A.: Homogenitätsprüfung vieldimensionaler medizinischer Daten mittels Hauptachsentransformation. Meth. Inf. Med. **4**, 107–111 (1965).

Ihm, P., Trautner, R., Wolf, H.: Linear algebraische Methoden in der numerischen Taxonomie. Biometr. Z. **13**, 161–202 (1971).

Immich, H.: Fehler bei der Erhebung und Befundung klinischer Befunde. Meth. Inf. Med. **3**, 95–98 (1964).

Immich, H.: Probleme und Prinzipien der Diagnosenklassifikation. Meth. Inf. Med. **4**, 68–70 (1965).

Immich, H.: Bemerkungen zum klinischen Diagnosenschlüssel (KDS). Meth. Inf. Med. **5**, 140–143 (1966).

Immich, H.: Klinischer Diagnosenschlüssel (KDS). Stuttgart: Schattauer Verlag 1966.

Immich, H.: Weiterentwicklung der ICD (Internationale Klassifikation der Krankheiten). In: Lange, H.-J., Wagner, G. Computerunterstützte ärztliche Diagnostik, S. 143–147. Stuttgart-New York: F.K. Schattauer Verlag 1973.

Immich, H.: Praktische Anwendung der Klassifikations- und Codierungsprinzipien. In: Koller, S.,

58

Wagner, G. Handbuch der Medizinischen Dokumentation und Datenverarbeitung, S. 245–266. Stuttgart-New York: F. K. Schattauer Verlag 1975.

Immich, H.: Orthopädischer Diagnosenschlüssel. Stuttgart-New York: F. K. Schattauer Verlag 1974.

Immich, H., Kübler, W., Oette, K., Schuhmacher, K.: Probleme der modernen Diagnostik. Bericht über ein internationales Klausurgespräch. Meth. Inf. Med. **6**, 32–39 (1967).

Jacob, G.: Die Einweisungsdiagnose. Zeitschrift f. ärztl. Fortbild. **58**, 1114–1118 (1964).

Jacob, G., Keysser, M.: Klinische Diagnose und pathologischer Befund. Deutsches Gesundheitswesen **19**, 297–302 (1964).

Jacob, W.: Zur Methode der maschinellen Dokumentation histologischer Befunde in der Pathologie. Meth. Inf. Med. **4**, 179–182 (1965).

Jacob, W.: Über ein neues Prinzip der halbautomatischen Verschlüsselung in der medizinischen Dokumentation – das sog. "over-cross"-Verfahren – und seine Anwendung in der pathologischen Anatomie. Frankf. Z. Path. **74**, 700–711 (1965).

Jacob, W.: Ein neues Prinzip der halbautomatischen Verschlüsselung in der medizinischen Dokumentation – das sog. "over-cross"-Verfahren. Klinische Wochenschrift **43**, 796 (1965).

Jacob, W.: Das "over-cross"-Verfahren – ein halbautomatisches Verfahren zur Dokumentation pathologischer Befunde. Vortrag vor dem Arbeitskreis für Dokumentation in der Pathologie, Kiel, 12. 10. 1967.

Jacob, W.: Basis-Dokumentation in der Pathologie. Meth. Inf. Med. **6**, 166–173 (1967).

Jacob, W.: Medizinsoziologie. Münch. Med. Wschr. **111**, 1016–1019 (1969).

Jacob, W.: Virchow's Begriff der „naturwissenschaftlichen Methode" – Deutung und Grenzen. In: Wege der Naturforschung 1822–1972 im Spiegel der Versammlungen Deutscher Naturforscher und Ärzte. Hgb: H. Querner und H. Schipperge. Berlin-Heidelberg-New York: Springer 1972.

Jacob, W.: Documentation Methods and Retrieval Purposes in a Pathological Institute. Path. Europ. **7**, 187–192 (1972).

Jacob, W.: Elektronische Datenverarbeitung in der Pathologie. Münchner Med. Wschr. **14**, 737–740 (1972).

Jacob, W.: Der sogenannte Materialvergleich in der epidemiologischen Pathologie. Beitr. Path. **147**, 300–312 (1972).

Jacobs, H.: A Natural Language Information Retrieval System. Meth. Inf. Med. **7**, 8–16 (1968).

Jahn, E.: Probleme der Zusammenführung zeitlich und örtlich differenter Gesundheitsdaten. In: Dokumentation des Krankheitsverlaufes, S. 257–262. Hgb: E. Fritze, G. Wagner. Stuttgart-New York: Schattauer Verlag 1969.

Jainz, M.: Organisation einer Datenbank auf Magnetbändern für die Hautklinik Kiel. Meth. Inf. Med. **8**, 190–192 (1969).

Jesdinsky, H. J.: Interpretation statistischer Tests bei qualitativen Merkmalen. Vortrag auf der 15. Jahrestagung der Dt. Ges. f. med. Dok. u. Statistik in Frankfurt/M. am 5.–7. 10. 70.

Jesdinsky, H. J.: Diagnose – Modelle in der Medizin. Meth. Inf. Med. **11**, 48–59 (1972).

Jesdinsky, H. J.: Deterministische Zuordnungsverfahren. In: Lange, H. J., Wagner, G. Computerunterstützte ärztliche Diagnostik, S. 237–244. Stuttgart-New York: F. K. Schattauer Verlag 1973.

Juhos, B.: Die Systemidee in der Physik. In: Diemer, A. System und Klassifikation in der Wissenschaft und Dokumentation, S. 65–78. Heidenheim: Verlag Anton Hain 1968.

Juschkewitsch, A. P.: Die Entwicklung des Begriffes Information in der Mathematik. In: Nova Acta Leopoldina Nr. 206, Bd. 37/1 Informatik, S. 71–90. Leipzig: Joh. Ambr. Barth 1972.

Kade, G.: Die Systemidee in den Wirtschaftswissenschaften. In: Diemer, A. System und Klassifikation in der Wissenschaft und Dokumentation, S. 103–119. Heidenheim: Verlag Anton Hain 1968.

Kaufmann, F.: Eine neue, realistische Klassifikation. Zbl. Bakt., Hyg., I-Abt. Orig. A. **217**, 198–201 (1971).

Kaufmann, F.: Eine neue, vereinfachte Nomenklatur. Zbl. Bakt., Hyg., I. Abt. Orig. A **217**, 202–205 (1971).

Kay, M.: Standards for encoding data in a natural language. Computers and the Humanities **1**, 170–177 (1967).

Kayser, K.: Logic and Diagnosis. Meth. Inf. Med. **14**, 76–80 (1975).

Kayser, K., Höpker, W.-W.: Formal Consideration on Text Analysis in Anatomic Pathology. Meth. Inf. Med. **12**, 143–146 (1973).

Kayser, K., Höpker, W.-W., Müller, U.: Indexed Text-Analysis. Meth. Inf. Med. **13**, 179–183 (1974).

Keidel, W. D.: Kybernetische Deutung menschlichen Lebens. Vortrag am 7. 10. 1970, 44. Fortbild. Tag. f. Ärzte, Regensburg.

Kent, A.: Machine Literature Searching and Translation. Cleveland: ICSCL 1959.

Kent, A.: Information Retrieval and Machine Translation. New York: Interscience Publishers, Inc. 1960.

Kent, A.: Computers and Biomedical Information Storage and Retrieval. Journal of the American Medical Association **196**, 109–114 (1966).

Kent, A., Shera, J. H., Perry, J. W.: Information System in Documentation. New York: Interscience Publishers, Inc. 1957.

Kiema, Th.: Begriffsbestimmung der wichtigsten Termini technici aus der Epidemiologie der übertragbaren Krankheiten. Zschrft. gs. Hygiene und Grenzgebiete **16**, 158–160 (1970).

Kindler, H.: Grundlagen der Informationstheorie, anschaulich dargestellt. In: Nova Acta Leopoldina Nr. 206, Bd 37/1 Informatik, S. 113–127. Leipzig: Joh. Ambr. Barth 1972.

Kleinheisterkamp, U., Fassl, H.: Das anaesthesiologische Dokumentationssystem der Universitätskliniken Mainz. Anaesthesis **17**, 382–386 (1968).

Kment, H.: Das Problem biologischer Regelung und seine Geschichte in medizinischer Sicht. Münch. Med. Wschr. **99**, 475–478 (1957).

Koch, H., Becker, E.: Wesen und Wert der Todesursache „Altersschwäche" aus statistischer und pathologisch-anatomischer Sicht. Münch. Med. Wschr. **100**, 381–385 (1958).

Koch, R.: Die ärztliche Diagnose. Beitrag zur Kenntnis des ärztlichen Denkens. Wiesbaden: Bergmann Verlag 1920.

Kochen, M.: On Natural Information Systems: Pragmatic Aspects of Information Retrieval. Meth. Inf. Med. **2**, 143–147 (1963).

Koblitz, J.: Dokumentation und Information – eine terminologische Untersuchung. Dokumentation **6**, 3–10 (1959).

Koblitz, J.: Das begriffliche Verhältnis der Information zur Dokumentation. Dokumentation **7**, 2–12 (1960).

Koblitz, J.: Die Terminologie für die Fachgebiete Dokumentation und Information und ihre Bedeutung für die internationale Zusammenarbeit. Dokumentation **10**, 97–101 (1963).

Köhler, C. O.: Integriertes Krankenhaus – Informationssystem. Zielbestimmung und Rahmenmodell. Beiträge zur Datenverarbeitung und Unternehmensforschung. Meisenheim: Verlag Anton Hain 1973.

Köhn, K., Jansen, H. H.: Gestaltwandel klassischer Krankheitsbilder. W. Doerr (Hrgb). Berlin-Heidelberg-New York: Springer 1957.

Koller, S.: Zur Problematik des statistischen Messens. Allg. Statist. Archiv **40**, 316–340 (1956).

Koller, S.: Statistik, ärztliche Erfahrung, Einzelfall, Therapeutische Berichte, Heft 3. Leverkusen: Fa. Bayer 1958.

Koller, S.: Der Versuch einer systematischen Klassifikation von Krankheiten und Verlaufsformen und Komplikationen im Zentralarchiv für Wehrmedizin. Wehrmedizin. Mitteilungen **6** (1960).

Koller, S.: Statistik der Krebsverbreitung. Therapiewoche **10**, 15–24 (1960).

Koller, S.: Typisierung korrelativer Zusammenhänge. Festschrift zum 60. Geburtstag von Prof. Kellerer „Statistik in unserer Zeit", Schriftleitung Oscar Anderson. Metrika **6**, 65–75 (1963).

Koller, S.: Die Aufgaben der Statistik und Dokumentation in der Medizin. Dtsch. med. Wsch. **88**, 1917–1924 (1963).

Koller, S.: Einführung in die Methoden der ätiologischen Forschung. Meth. Inf. Med. **2**, 1–13 (1963).

Koller, S.: Bemerkungen zu der Arbeit von R. Poche, O. Mittmann und O. Kneller: „Statistische Untersuchungen über das Bronchial-Carcinom in Nordrhein-Westfalen". Zsch. Krebsforsch. **66**, 187–192 (1964).

Koller, S.: Systematik der statistischen Schlußfehler. Meth. Inf. Med. **3**, 113–117 (1964).

Koller, S.: Problems in Defining Normal Values. X. Kongreß der internationalen Gesellschaft für Hämatologie. Stockholm, Sept. 1964.

Koller, S.: Mathematisch-statistische Grundlagen der Diagnostik. Klin. Wschr. **45**, 1065–1072 (1967).

Koller, S.: Wann ist die Computerhilfe in der Diagnostik für die Praxis anwendungsreif? Dtsch. Ärzteblatt **66**, 795–799 (1969).

Koller, S.: Neue graphische Tafeln zur Beurteilung statistischer Zahlen (zugleich 4. vollkommen neu bearbeitete Auflage der „Graphischen Tafeln zur Beurteilung statistischer Zahlen"). Darmstadt: D. Steinkopff Verlag 1969.

Koller, S., Michaelis, J., Scheidt, E.: Untersuchungen an einem diagnostischen Simulationsmodell. Meth. Inf. Med. **11**, 213–227 (1972).

Koller, S., Mikat, B.: Ziel und Zweck der Aufstellung einer deutschen Nomenklatur und einer deutschen systematischen Klassifikation der Krankheiten. Ärztliche Mitt. **45**, 729–733 (1960).

Koller, S., Wagner, G.: Handbuch der medizinischen Dokumentation und Datenverarbeitung. Stuttgart-New York: F. K. Schattauer Verlag 1975.

Kraus, R., Kratz, R., Klemenic, J.: Automatisierte Befundschreibung in der Röntgenologie. Med. Welt **21**, 48–50 (1970).

Krehl, L.: Krankheitsform und Persönlichkeit. Deutsche Med. Wschr. **54**, 1745–1750 (1928).

Kreuz, B.: Bemerkungen zur Struktur der Todesursachen in der DDR. Zschft. ärztl. Fortb. **58**, 1118–1125 (1964).

Kreuzer, H., Gunzenhäuser, R. (Hrgb): Mathematik und Dichtung. 3. Auflage, Sammlung Dialog 3. München: Nymphenburger Verlagshandlung 1969.

Kuhnen, K.: Korrelationsanalytische Studien am Pankreas. Inauguraldissertation, Heidelberg 1969.

Lamson, B.G., Dimsdale, B.: Natural Language Information Retrieval System. Proceed. of the Institution of Electrical Engineers **54**, 1636–1640 (1966).

Landgrebe, L.: Philosophie der Gegenwart. Frankfurt: Ullstein 1958.

Lange, H.-J.: Syntropie von Krankheiten, Meth. Inf. Med. **4**, 141–145 (1965).

Lange, H.-J.: Statistische Methoden zur Erforschung der Syntropie von Krankheiten. Mainz: Habil. Schrift 1966.

Lange, H.-J.: Syntropie – Probleme beim Karzinom. Aus: Krebs-Dokumentation und Statistik maligner Tumoren, Hgb: G. Wagner. Stuttgart: Schattauer Verlag 1966.

Lange, H.-J.: Möglichkeiten und Grenzen der sogenannten Computerdiagnostik. Münch. Med. Wschr. **111**, 2473–2479 (1969).

Lange, H.-J.: Methodischer Ansatz bei der Krankheitsverlaufsforschung. In: Dokumentation des Krankheitsverlaufes (Hgb. G. Wagner). Stuttgart-New York: F. K. Schattauer Verlag 1969.

Lange, H.-J.: Problematik und Fehlerquellen von Syntropieuntersuchungen aus der Sicht des Statistikers. Internist **11**, 216–222 (1970).

Lange, H.-J.: Algorithmische Diagnostik. Münch. med. Wschr. **113**, 577–580 (1971).

Lange, H.-J.: Computerunterstützte ärztliche Diagnostik. In: Lange, H.-J., Wagner, G. Computerunterstützte ärztliche Diagnostik, S. 23–30. Stuttgart-New York: F. K. Schattauer Verlag 1973.

Lange, H.-J. (Hgb): Vorläufige Check-liste für die Planung epidemiologischer Studien. Manuskript der Arbeitsgruppe „Epidemiologie" der Deutschen Gesellschaft für Medizinische Dokumentation und Statistik 1973.

Lange, H.-J., Reiter, R.: Datenverdichtung bei der Auswertung multivariater epidemiologischer Studien. Meth. Inf. Med. **11**, 253–257 (1972).

Lange, H.-J., Reiter, R., Welzl, G., Nuss, A.: Das Altenäquivalent – Ein Verfahren der Datenverdichtung bei der Auswertung multivariater epidemiologischer Studien. Meth. Inf. Med. **12**, 61–67 (1973).

Lange, H.-J., Vogel, Th.: Statistische Analysen von Symtomenkorrelationen bei Syndromen. Meth. Inf. Med. **4**, 83–89 (1965).

Lange, H.-J., Wagner, G.: Computerunterstützte ärztliche Diagnostik, Bericht über die 17. Jahrestagung d. DGMDS in der DGD e. V. 8.–11. 1. 1972 in München. Stuttgart-New York: F. K. Schattauer Verlag 1973.

Läser, S.: Index for Odelcard. X-Ray Diagnostik Code. Electrooptic (1971).

Lauther, H.: Datenerfassung und Katalogerstellung mit Hilfe des FRIDEN – Flexowriter-Selecdata Systems. Meth. Inf. Med. **7**, 117–131 (1968).

Leemann, A.: Die Sicherung des ärztlichen Geheimnisses im Rahmen einer zentralen Diagnosenauswertung der schweizerischen Spitäler über den Computer. Dissertation Zürich 1971.

Ledley, R.S.: Computer Aids to Medical Diagnosis. Journal of the American Medical Association (JAMA) **196**, 115–125 (1966).

Lehmann, W.P.: Lagging Machine-Translation Research Computers and the Humanities **4**, 265–268 (1969–1970).

Leiber, B.: Syndromatologie in der heutigen Krankheitslehre. Ärztl. Fortb. **11**, 580–586 (1961).

Leiber, B.: Wege der Rationalisierung und Automation in der Krankheitsforschung. Ärztl. Mitt. **60**, 839–842 (1963).

Leiber, B.: Möglichkeiten und Grenzen der Computer-Diagnostik. Med. Klinik **63**, 388–391 (1968).

Leiber, B.: Über Syntropie, Dystropie und Interferenzerscheinungen von Krankheiten. Internist **11**, 210–216 (1970).

Leiber, G.: Informationssysteme für den praktischen Arzt? Dt. Ärzteblatt – Ärztl. Mitt. **69**, 2803–2808, 2891–2896 (1972).

Leiber, B.: Krankheitseinheiten – Fiktion oder Realität? In: Lange, H.-J., Wagner, G. Computerunterstützte ärztliche Diagnostik, S. 45–49. Stuttgart-New York: F. K. Schattauer Verlag 1973.

Leiber, B.: Eine Informationsbank für den Arzt bei neuen oder ungewöhnlichen Krankheitsbildern. In: Computer: Aufgaben im Gesundheitswesen, S. 183–191. Berlin-Heidelberg-New York: Springer 1973.

Leiber, B.: The German Syndrome Identification and Information System (DOFONOS). Meth. Inf. Med. **14**, 69–72 (1975).

Leiber, B., Olbrich, G.: Die klinischen Syndrome. München-Berlin-Wien: Urban & Schwarzenberg 1966.

Leonard, Ch.D.: The Reprint Requester as a Source of Medical Information. Meth. Inf. Med. **10**, 116–117 (1971).

Lepschy, G.C.: Die strukturale Sprachwissenschaft, Sammlung Dialog 28. München: Nymphenburger Verlagshandlung 1969.

Levine, L., Arndt, W.: Grundzüge moderner Sprachbeschreibung. Bd VII. 1969.

Liebau, A.: Die automatische Klassifikation. Inauguraldissertation, Kiel 1964.

Lilienfeld, A.M., Graham, S.: Validity of Determining Circumcision Status by Questionaire as related to Epidemiological Studies of Cancer of the Cervix. J. Nat. Cancer Inst. **21**, 713–720 (1958).

Lindberg, D.A.B., Watson, Fr.R.: Imprecision of Laboratory Determinations and Diagnostic Accuracy: Theoretical Considerations. Meth. Inf. Med. **13**, 151–158 (1974).

Lindemann, E.: Kulturwandel und Gewissen. Münch. Med. Wschr. **111**, 1010–1015 (1969).

Locke, W.J., Booth, A.D.: Machine Translation of Languages. J. Wilez and sons, New York. London: Chapman and Hall 1955.

Lubarsch, O.: Über den primären Krebs des Ileum nebst Bemerkungen über das gleichzeitige Vorkommen von Krebs und Tuberkulose. Virch. Arch. path. Anat. **111**, 280–317 (1888).

Ludes, H.: Innere Medizin und Tuberkulose: Klinische Probleme der Syntropie, Dystropie und Interferenz. Internist **11**, 228–236 (1970).

Luhn, H.P.: The automatic Creation of Literature Abstracts. IBM, J. Res. & Development **2**, 159–165 (1958).

Lukowsky, A.: Über das Unbestimmte in der ärztlichen Beurteilung. Münch. Med. Wschr. **104**, 1942–1945 (1962).

Lumin, L.F.: A Trace Metals, Radiobiology, and Cancer Information Retrieval System (TRACIRS) Meth. Inf. Mes. **4**, 120–125 (1965).

Lusted, L.B.: Logic of the Diagnostic Process. Meth. Inf. Med. **4**, 63–68 (1965).

Lustig, G.: Methoden der automatischen Indexierung. In: Sprachliche Ansätze im Informations- und Dokumentationsbereich, S. 108–117. Beiblatt 20 der Nachrichten für Dokumentation. Frankfurt 1970.

Lüth, P.: Kritische Medizin. Zur Theorie-Praxis-Problematik der Medizin und der Gesundheitssysteme. Reinbek: Rowohlt 1972.

Lutterbek, E.: Dokumentation und Information. Frankfurt/Main: Umschau-Verlag 1971.

Mainland, D.: The Risk of Fallacious Conclusions from Autopsy Data on the Incidence of Diseases with Applications to Hearth Disease. Amer. Heart J. **45**, 644–654 (1953).

Mainland, D.: An Experimental Statistical Look at Anthropometry. Ann. New York Acad. Sci. **63**, 474–483 (1955).

Mainzer, F.: Über die logischen Prinzipien der ärztlichen Diagnose. Berlin: Bornträger Verlag 1925.

Mandelbrot, B.: Contribution à la théorie mathématique des jeux de communication. Paris: 1953.

Manning, R.T., Watson, L.: Signs, Symptoms, and Systematics. Journal A. Med. Ass. **198**, 158–162 (1966).

Marcusson, E., Harych, H., Contelle, C.: Entwurf zur Klassifikation und Signierung von Todesursachen. Deutsch. Gesundheitswesen **18**, 511–515 (1963).

Martini, P., Oberhofer, G., Welte, E.: Methodenlehre der therapeutisch klinischen Forschung. 4. Auflage. Berlin-Heidelberg-New York: Springer 1968.

McMahan, C.A.: Age-Sex Distributions of Selected Groups of Human Autopsied Cases. Arch. Path. **73**, 40–47 (1962).

McMahan, C. A.: Autopsied Cases by Age, Sex, and "Race". Laboratory Investigation **18**, 468–478 (1968).

Meier, E.: Morbiditätsstatistik aus Unterlagen der Krankenkassen und aus repräsentativen Befragungsaktionen. Bundesgesundheitsblatt **9**, 49–57, 121–127, 137, 142, 153–160 (1966).

Meier, H.: Deutsche Sprachstatistik, I und II. Hildesheim: Georg Olms, Verlagsbuchhandlung 1964.

Melton, J. L.: The semantic Code. In: Tools for machine literature searching. New York: 1958.

Melton, J. L.: A use for the Techniques of Structural Linguistics in Documentation Research. In: P. Atherton, Classification Research S. 466. Kopenhagen: 1965.

Meyer, E., Janse, R., Sens, E.: Das IDC-Thesaurus-System. Nachr. Dok. **23**, **5**, 203–211 (1972).

Meyer-Eppler, W.: Grundlagen und Anwendungen der Informationstheorie. 2. Auflage. Berlin-Heidelberg-New York: Springer 1969.

Michailow, A. I., Cernyj, A. I., Giljarewskij, R. R.: Informatik, die neue Bezeichnung der Theorie der wissenschaftlichen Information. Nauc.-techn. Inform. **12**, 35–39 (1966).

Michailow, A. I., Cernyi, A. I., Giljarevskij, R. S.: Grundlagen der wissenschaftlichen Dokumentation und Information. Band I und II. Köln und Opladen: Westdeutscher Verlag 1970.

Mikat, B.: Das internationale Verzeichnis der Krankheiten und deutsche Änderungswünsche. Dt. Ärzteblatt **47**, 2715–2721 (1968).

Milic, L. T.: Winged Words: Varieties of Computer Application. Computers and the Humanities **2**, 24–31 (1967).

Milic, L. T.: Comment on Mrs. Koster's Article. Computers and the Humanities **4**, 304–306 (1969–1970).

Ministerium für Gesundheit und Erziehung: Internationale Klassifikation der Krankheiten (ICD-DDR), 8. Revision. Berlin: VEB-Verlag, Volk und Gesundheit 1967.

Mitscherlich, A.: Krankheit als Konflikt. Frankfurt: Suhrkamp Verlag 1969.

Mittmann, O.: Rückschlüsse von Sektionskollektiven. Bemerkungen zu der Arbeit von H. Grosse: Über „Berkson's Fallacy" und die Selektion durch den Tod. Virch. Arch. path. Anat. **337**, 579–582 (1964).

Mittmann, O.: Zur Frage einer ausgleichenden Verteilung maligner Tumoren in großen Bevölkerungen. Krebsarzt **19**, 196–199 (1964).

Mittmann, O.: Zum Mortalitätsbegriff. Ärztl. Forsch. **20**, 57–59 (1966).

Mittmann, O.: Zur statistischen Zwillingsmethode. Metron **27**, 1–7 (1968).

Mittmann, O., Kneller, O., Poche, R.: Bericht über die statistische Auswertung von Erhebungen der Arbeitsgemeinschaft Rheinisch-Westfälischer Pathologen über das Bronchialcarcinom. Zbl. allg. Path. path. Anat. **104**, 98–99 (1962).

Monod, J.: Zufall und Notwendigkeit. Philosophische Fragen der modernen Biologie. München: R. Piper & Co. Verlag 1971.

Morris, J.: A Computer-Assisted Study of a Philosophical Text. Computers and the Humanities **3**, 175–178 (1968–1969).

Morton, A. Q., Winspear, A. D.: The Computer and Plato's Seventh Letter. Computers and the Humanities **1**, 72–73 (1966–1967).

Müller-Molschleben-Mihla, D.: Statistische Notizen aus 10 Jahren Landpraxis. Corrsp.-Blatt 81–89 (1874).

Müller, L., Günter, H. J., Paul, G., Poser, L.: Die Anzahl der verschlüsselten Diagnosen in einem dokumentationsgerechten Krankenblatt für internistische Patienten. Meth. Inf. Med. **5**, 178–184 (1966).

Murphy, E. A.: The diagnostic Process and multople Screening Techniques. Meth. Inf. Med. **11**, 8–14 (1972).

Myers, J., Gelblat, M., Enterline, H. T.: Automatic Encoding of Pathology Data. Arth. Path. **89**, 73–78 (1970).

Nacke, O.: Ist der Schluß von Häufigkeit der Todesursachenbezeichnung „Altersschwäche" auf die Qualität der Diagnostik zulässig oder nicht? Münch. Med. Wschrft. **100**, 1446–1447 (1958).

Nacke, O.: Die Indexmethoden in der medizinischen Dokumentation. Münch. Med. Wschrft. **101**, 1128–1132 (1959).

Nacke, O.: Prüfkriterien zur Standardisierung medizinischer Terminologien. Als Manuskript gedruckt, Bielefeld 1967.

Nacke, O.: Logische Grundlagen der Definition medizinischer Begriffe. In: Lange, H.-J., Wagner,

G.: Computerunterstützte ärztliche Diagnostik, S. 77–83. Stuttgart-New York: F.K. Schattauer-Verlag 1973.

Nacke, O., Gerdel, W.: Medizinische Terminologien, Kriterien ihrer Bewertung, Regeln ihrer Normung. In: Koller, S., Wagner, G. Handbuch der medizinischen Dokumentation und Datenverarbeitung, S. 213–232. Stuttgart-New York: F.K. Schattauer Verlag 1975.

Nacke, O., Wagner, G.: Bibliographie zum Thema „Die Rolle des Fehlers in der Medizin; Fehlerforschung als Aufgabe der medizinischen Dokumentation". Meth. Inf. Med. 3, 132 (1964).

Nettleton, W.J., Yoder, R.D.: Ein automatisiertes klinisches Informationssystem (MEDATA). Meth. Inf. Med. 3, 45–50 (1964).

Neumann, J. von: The general and logical Theory of Automation. The World of Mathematics IV. New York: Simon & Schuster 1956.

Newcombe, H.B.: The Use of Medical Record Linkage for Population and Genetic Studies. Meth. Inf. Med. 8, 7–11 (1969).

Newcombe, H.B., Kennedy, J.M., Axford, S.J., James, A.P.: Automatic Linkage of Vital Records. Science 130, 954–959 (1959).

Newcombe, H.B., Rhynas, P.O.W.: Family Linkage of Population Records. Proc. Seminar on the Use of Vital and Health Statistics for Genet. and Radiat. Studies. New York: UNO 1962.

Nickel, K.: Informatik – eine neue Wissenschaft. Fridericiana, Zeitschrift d. Universität Karlsruhe 6, 23–38 (1970).

Nickel, K.: Die Dualität Hardware – Software. In: Nova Acta Leopoldina Nr. 206, Bd. 37/1 Informatik, S. 373–398. Leipzig: Joh. Ambr. Barth 1972.

Nordyke, R.A., Kulikowski, C.A., Kulikowski, C.W.: A Comparison of Methods for the Automated Diagnosis of Thyroid Dysfunktion. Comp. and Biomedical Res. 4, 374–389 (1971).

Oberhoffer, G.: Formen und Vorgänge der ärztlichen Diagnosebildung. Nachrichten für Dokumentation 15, 168–173 (1964).

Oberhoffer, G.: Maschinelle Datenverarbeitung mit Volltexteingabe. IBM-Seminar 25.–27. 10. 1968.

Oberhoffer, G.: Dokumentation unverschlüsselter Daten (Klartextdokumetation). In: Koller, S., Wagner, G. Handbuch der medizinischen Dokumentation und Datenverarbeitung, S. 323–331. Stuttgart-New York: F.K. Schattauer-Verlag 1975.

Oettinger, A.G.: Automatische Verarbeitung natürlicher und formaler Sprachen. In: Taschenbuch der Nachrichtenverarbeitung, Hgb. K. Steinbuch, S. 1269–1282, 2. Aufl. Berlin-Heidelberg-New York: Springer 1967.

Olbrich, E.: Gefährdung der Dokumentation durch menschliche Unzulänglichkeiten. Meth. Inf. Med. 4, 135–341 (1965).

Oppenheimer, J.R.: Wissenschaft und allgemeines Denken. Hamburg: Rowohlt 1955.

Otto, E.: Stand und Aufgaben der allgemeinen Sprachwissenschaft. Berlin: 1954.

Paplanus, S.H., Shepard, R.H., Zvargulis, J.E.: Computer-Based Indexing of Autopsy Diagnosis without Numerical Coding. Laboratory Investigation 18, 331 (1968) (Annual Meeting Abstracts).

Peters, J.: Einführung in die allgemeine Informationstheorie. Kommunikation und Kybernetik in Einzeldarstellungen, Band 6. Berlin-Heidelberg-New York: Springer 1967.

Petty, C.S.: Multiple Causes of Death. The Viewpoint of a Forensic Pathologist. J. Forensic. Sci. 10, 167–178 (1965).

Pfaundler, M., Seht, L.v.: Über Syntropie von Krankheitszuständen. Z. Kinderhlk. 300, 100–107 (1921).

Pfeiffer, W.: Allgemeine Theorie der technischen Entwicklung als Grundlage einer Planung und Prognose des technischen Fortschritts. Göttingen: Vandenhoeck & Ruprecht 1971.

Pietsch, E.: Struktur von Informationseinrichtungen. Nachr. Dok. 15, 28–41 (1964).

Pietsch, E.: Stand und Entwicklungsmöglichkeiten der automatischen Dokumentation. Nachr. Dok. 18, 156–163 (1967).

Pike, M.C., Morrow, R.H.: Statistical Analysis of Patient-Control Studies in Epidemiology. Factor under Investigation an all-or-one Variable. Brit. J. Prev. Soc. Med. 24, 42–44 (1970).

Pipberger, H.V., Klingemann, J.D., Cosma, J.: Computer Evaluation of Statistical Properties of Clinical Information in the Differential Diagnosis of Chest Pain. Meth. Inf. Med. 7, 79–92 (1968).

Pirtkien, R.: Die Entwicklung eines Diagnostik-Systems. In: Lange, H.-J., Wagner, G. Computerunterstützte ärztliche Diagnostik, S. 349–354. Stuttgart-New York: F.K. Schattauer-Verlag 1973.

64

Pirtkien, R., Giere, W.: Die Arbeitsweise eines Computers in der medizinischen Diagnostik. Hippokrates **40**, 416–421 (1969).

Platon: Menon. Rowohlts Klassiker, Platon's sämtliche Werke II. Reinbeck: Rowohlt.

Platt, R.: Wisdom is not enough; Reflections on Art and Science of Medicine. Lancet **2**, 977–980 (1952).

Poche, R.: Die Bedeutung des Einzugsgebietes für die vergleichende Sektionsstatistik. Beitr. Path. **146**, 292–300 (1972).

Poche, R., Altenkämper, H.: Vergleichende Untersuchungen über die Altersverteilung der Sterbefälle der allgemeinen Bevölkerung und der Obduktionsfälle des Pathologischen Institutes Düsseldorf von 1908–1963. Ergebn. Allg. Path. u. path. Anat. **50**, 1–25 (1968).

Poche, R., Mittmann, O., Kneller, O.: Bemerkungen zur Ätiologie des Bronchialcarcinoms. Ärztl. Forsch. **8**, 417–421 (1965).

Poche, R., Mittmann, O., Kneller, O.: „Fehlschlüsse aus einer Sektionsstatistik über das Bronchialcarcinom". Erwiderung an Professor Freudenberg. Bundesgesundheitsblatt **9**, 139–142 (1964).

Poche, R., Mittmann, O., Kneller, O.: Statistische Untersuchungen über das Bronchial-Carcinom in Nordrhein-Westfalen. Z. Krebsforsch. **66**, 87–108 (1964).

Poche, R., Mittmann, O., Kneller, O.: Statistische Untersuchungen über das Bronchial-Carcinom in Nordrhein-Westfalen. Schlußwort zu den Bemerkungen von S. Koller in Z. Krebsforsch. **66**, 187–192 (1964). Z. Krebsforsch. **66**, 250–262 (1964).

Pratt, A.W.: Progress towards a Medical Information System for the Research Environment. In: Krankenhausinformationssysteme, S. 318–336. Stuttgart-New York: F.K. Schattauer-Verlag 1972.

Pratt, A.W., Pacak, M.: Identification and Transformation of Terminal Morphemes in Medical English. Meth. Inf. Med. **8**, 84–90 (1969).

Pratt, A.W., Pacak, M.G.: Automated Processing in Medical English. International Conference on Computational Linguistics 1.–4. 9. 1969 Stockholm.

Pratt, A.W., Thomas, L.: An Information Processing for Pathology Data. Pathology Annual (Appleton-Century Crofts Publisher) **66** (1967).

Pratt, Fl.: Secret and Urgent. The Story of Codes and Ciphers. Indianapolis, New York: The Bobbs-Merrill Company 1939.

Preuss, L.G.: Some Fundamental Aspects of Information Dynamics. Kybernetik **4**, 94–96 (1968).

Price, N., Schiminovich, S.: A clustering Experiment: First Step towards a Computer-Generated Classification Scheme. Information Storage and Retrieval (Oxford) **4**, 271–280 (1968).

Proppe, A.: Automation in der Entwicklung der modernen Medizin. Meth. Inf. Med. **5**, 135–139 (1966).

Proppe, A.: Voraussetzungen einer Dokumentation und Statistik in der klinischen Medizin. In: Fritze, E., Wagner, G. Dokumentation des Krankheitsverlaufes, S. 23–34. Stuttgart-New York: F.K. Schattauer-Verlag 1969.

Proppe, A.: Computer-Diagnostik, S. 59–66. Bad Liebenzell: IBM-Seminar 1969.

Proppe, A.: Probleme der Diagnosenverschlüsselung. Arch. klin. exp. Derm. **237**, 404–407 (1970).

Proppe, A.: Krankheitseinheiten – Fiktion oder Realität? In: Lange, H.-J., Wagner, G. Computerunterstützte ärztliche Diagnostik, S. 39–43. Stuttgart-New York: F.K. Schattauer-Verlag 1973.

Proppe, A.: Medizinische Befunddokumentation – Einleitung. In: Koller, S., Wagner, G. Handbuch der med. Dok. und Datenverarbeitung, S. 187–198. Stuttgart-New York: F.K. Schattauer-Verlag 1975.

Proppe, A., Wagner, G.: Über die Zuverlässigkeit medizinischer Dokumente und Befunde. Med. Sachverst. **52**, 121–127 (1956).

Puschkin, W.: Die heuristische Tätigkeit in einem großen System. Ideen d. exakten Wissens **11**, 5–14 (1968).

Rabl, R.: Die Wertung der Sektion im Wandel der Zeiten. Virchows Arch. path. Anat. **321**, 142–162 (1952).

Ramsay, H.T.: Machine for Collecting Accident Data. British Medical Journal **1**, 167–168 (1970).

Ranganathan, S.R.: Colon Classification. Madras: 1933 (Neuauflagen: 1939, 1950, 1952, 1957, 1960).

Ratzenhofer, M., Becker, H.: Tagungsbericht der 1. Österreichischen Tagung für medizinische Dokumentation und Statistik, Graz 25.–26. 5. 1965. Wien: Verlag Notring 1967.

Rebel, Wolfgang: Ein alpha-numerisches Verschlüsselungssystem für pathologisch-anatomische Diagnosen. Zbl. allg. Path. **114**, 505–512 (1971).

Reicherts, P.L.: PIRS, a Multi-Purpose Computer Program for Storage and Retrieval of Reference Files. Meth. Inf. Med. **7**, 165–172 (1968).

Reiners, L.: Deutsche Stilkunst. Ein Lehrbuch Deutscher Prosa. München: C.H. Beck'sche Verlagsbuchhandlung 1944.

Reissig, G.: Probleme der medizinischen Kybernetik. Monatsberichte der Deutschen Akademie der Wissenschaften zu Berlin **4**, 562–569 (1962).

Reissner, J., Stuter, S.: Formale Fehlerkennung in der medizinischen Dokumentation. Meth. Inf. Med. **3**, 103–105 (1964).

Remane, A.: System und Klassifikation in der Biologie. In: Diemer, A.: System und Klassifikation in der Wissenschaft und Dokumentation, S. 32–41. Heidenhein: Verlag Anton Hain 1968.

Rennau, H., Ehrhardt, H., Schmolke, W.: Verlaufsdokumentation in der Hämatologie. Meth. Inf. Med. **9**, 13–20 (1970).

Reul, H., Saam, H., Sunkel, H.: Auswertung von Datenkollektiven. Schriftenreihe des Deutschen Rechenzentrums Darmstadt S 3 (1967).

Rolland, M.Th.: Thesaurusprobleme in Informationsverbundsystemen. Informationssysteme Bd 6. Pullach bei München: Verlag Dokumentation 1973.

Rompel, K.B.: Ein Beitrag zur Dokumentation von Sektionsbefunden. Zbl. allg. Path. path. Anat. **105**, 453–460 (1964).

Ropohl, G.: Grundlagen und Anwendungsmöglichkeiten der morphologischen Methode in Forschung und Entwicklung (Teil 1). Wirtschaftswissenschaftliches Studium **1**, 495–499 (1972).

Ropohl, G.: Grundlagen und Anwendungsmöglichkeiten der morphologischen Methode in Forschung und Entwicklung (Teil 2). Wirtschaftswissenschaftliches Studium **1**, 541–546 (1972).

Rosen, G.: From Medical Topography to Epidemiology. Proc. Inst. Medicine, Chicago **28**, 225–226 (1970).

Rosenkranz, J.: Rechtsgrundlagen der Leichenschau. Das öffentliche Gesundheitswesen **31**, 540–553 (1969).

Rössle, R.: Unsere Krankheitsbedingungen. In: Pathologische Anatomie. Hrsg. v. L. Aschoff, Bd. 1, S. 50. Jena: 1928.

Rössle, R., Roulet, F.: Maß und Zahl in der Pathologie. Berlin-Wien: Springer 1932.

Rothschuh, K.E.: Historische Wurzeln der Vorstellung einer selbsttätigen informationsgesteuerten biologischen Regelung. In: Nova Acta Leopoldina Nr. 206, Bd. 37/1 Informatik, S. 91–106. Leipzig: Joh. Ambr. Barth 1972.

Röttger, P., Reul, H., Klein, I., Sunkel, H.: Die vollautomatische Dokumentation und statistische Auswertung pathologisch-anatomischer Befundberichte. Meth. Inf. Med. **8**, 19–26 (1969).

Röttger, P., Reul, H., Sunkel, H., Klein, I.: Neue Auswertungsmöglichkeiten pathologisch-anatomischer Befundberichte. Klartextanalyse durch Elektronenrechner. Meth. Inf. Med. **9**, 35–44 (1970).

Röttger, P., Sunkel, H.: Maschinelle Verarbeitung von klartextlich formulierten Befunden. In: Krankenhausinformationssysteme, S. 241–245. Stuttgart-New York: F.K. Schattauer-Verlag 1972.

Rümke, Chr.: Über die Gefahr falscher Schlußfolgerungen aus Krankenblattdaten (Berkson's Fallacy). Meth. Inf. Med. **9**, 249–254 (1970).

Russel, B.: Einführung in die mathematische Philosophie. Wiesbaden: R. Löwit ohne Jahresangabe.

Sadegh-Zadeh, K.: Zur Logik und Methodologie der ärztlichen Urteilsbildung. Meth. Inf. Med. **11**, 203–212 (1972).

Sadegh-Zadeh, K.: Subjektive Wahrscheinlichkeit und Diagnose. Meth. Inf. Med. **13**, 97–102 (1974).

Salton, G.: Automatic Text Analysis. Science **168**, 335–343 (1970).

Sauerbruch, F.: Heilkunst und Naturwissenschaft. Naturwissenschaften **14**, 1081–1090 (1926).

Sauter, K., Reichertz, P.L., Zowe, W.: Die zentrale Patienten-Datenbank in einem integrierten Hospital-Informationssystem. Meth. Inf. Med. **11**, 91–96 (1972).

Savigny, E.V.: Grundkurs im wissenschaftlichen Definieren. München: Deutscher Taschenbuchverlag 1970.

Schadewaldt, H.: Gedenkfeier der deutschen Gesellschaft für Pathologie aus Anlaß des 150. Geburtstags von Rudolf Virchow am 2. Oktober 1971 in Darmstadt. Deutsches Ärzteblatt **69**, 2252–2436 (1972).

66

Schaefer, H.: Die Medizin in unserer Zeit. Theorie, Forschung, Lehre. München: R. Piper & Co. Verlag 1963.

Schaefer, H.: Das Problem der Diagnose. Med. Welt (N. F.) 22, 681–686 (1971).

Schaefer, H., Blohmke, M.: Sozialmedizin. Einführung in die Ergebnisse und Probleme der Medizin-Soziologie und Sozialmedizin. Stuttgart: G. Thieme Verlag 1972.

Schaff, Adam: Einführung in die Semantik. Berlin: VEB Deutscher Verlag der Wissenschaften 1966.

Scharf, J. H.: Struktur und Funktion. Bericht über die Jahresversammlung der Deutschen Akademie der Naturforscher Leopoldina vom 30. 10. – 2. 11. 69 in Halle (Saale). Nova Acta Leopoldina. Hgb.: Kurt Mathes Neue Folge Nr. 194, Bd. 35. Leipzig: Joh. Ambr. Barth 1970.

Scharf, J.-H.: Informatik. Vorträge anläßlich der Jahresversammlung vom 14. – 17. Oktober 1971 zu Halle (Saale). Nova Acta Leopoldina. Abhandlungen der Deutschen Akademie der Naturforscher Leopoldina. Neue Folge Nr. 206, Bd 37/1. Leipzig: Joh. Ambr. Barth 1972.

Scharf, J.-H., Bruns, G.: Biologische Modelle. Bericht über die Jahresversammlung der Deutschen Akademie der Naturforscher Leopoldina vom 19.–22. 10. 67 in Halle (Saale). Nova Acta Leopoldina. Hrgb.: Kurt Mathes, Neue Folge Nr. 184, Bd. 33. Leipzig: Joh. Ambr. Barth 1968.

Schecter, G.: Information Retrieval. A critical View, S. 282. Washington: Thompson Book Comp. 1967.

Scheele, M.: Zur Frage der Beziehung zwischen Klassifikation, Dokumentation und „Maschinensprache". Nachr. Dok. 9, 82–90 (1958).

Scheele, M.: System und Klassifikation in der Dokumentation. In: Diemer, A.: System und Klassifikation in der Wissenschaft und Dokumentation, S. 132–137. Heidenhein: Verlag Anton Hain 1968.

Scheibe, O.: Allgemeiner chirurgischer Therapieschlüssel. Hamburger Universitätsklinikum (als Manuskript gedruckt) (1969).

Schenck, E. G.: Grundlagen ärztlichen Handelns. Physikalische Medizin und Rehabilitation 12, 2–7 (1971).

Schenck, E. G.: Kunstfehler und mangelndes Verständnis bei der Aufnahme der Anamnese. Med. Welt 50, 2631–2638 (1960).

Schicketanz, K.-H.: Empirische Analyse der diagnostischen Terminologie bei Todesursachenbescheinigung. In: Lange, H.-J., Wagner, G. Computerunterstützte ärztliche Diagnostik, S. 135–142. Stuttgart-New York: F. K. Schattauer Verlag 1973.

Schicketanz, K.-H.: Empirische Analyse der diagnostischen Terminologie bei Todesursachenbescheinigungen. Unveröffentlichtes Manuskript, ohne Jahresangabe.

Schiele-Luftmann, K.: Aufbau und Zerfall dermatologischer Krankheitsbegriffe. In: Lange, H.-J., Wagner, G. Computerunterstützte ärztliche Diagnostik, S. 97–101. Stuttgart-New York: F. K. Schattauer-Verlag 1973.

Schipperges, H.: Gesundheitsvorsorge und Kranken-Versorgung in historischer Sicht. Deutsches Ärzteblatt 70, 1622–1626 (1973).

Schleichert, Hubert: Elemente der physikalischen Semantik. Wien-München: R. Oldenburg 1966.

Schmidt, A.: Mathematische Strukturen und formale Systeme. In: Diemer, A.: System und Klassifikation in der Wissenschaft und Dokumentation, S. 55–64. Heidenhein: Verlag Anton Hain 1968.

Schmidt, A.-F.: Gedanken zur Reform der Dezimalklassifikation. Nachr. Dok. 23, 3, 105–113 (1972).

Schmidt, F.: Logik der Syntax, 3. Auflage. VEB Deutscher Verl. d. Wissenschaften 1957.

Schmidt, F.: Zeichen und Wirklichkeit. Linguistisch-semantische Untersuchungen. Stuttgart-Berlin-Köln-Mainz: W. Kohlhammer-Verlag 1966.

Schmidt, H.: Kybernetik als anthropologisches Problem. Pädagogische Arbeitsblätter 19, 121–136 (1967).

Schmidt, K.: Aufgaben und Probleme der Übersetzungstheorie. Beiträge zur Linguistik und Informationsverarbeitung 15, 50–64 (1969).

Schmidt, L.: Wortfeldforschung. Zur Geschichte und Theorie des sprachlichen Feldes. Darmstadt: Wissenschaftliche Buchgesellschaft 1973.

Schmidt, S. J.: Allgemeine Textwissenschaft. Ein Programm zur Erforschung ästhetischer Texte. Linguistische Berichte 12, 10–21 (1971).

Schmidt, W.: Lexikalische und aktuelle Bedeutung. Ein Beitrag zur Theorie der Wortbedeutung. Berlin: Akademie Verlag 1967.

Schneider, B.: Versuch einer medizinischen Kybernetik. Meth. Inf. Med. **5**, 128–133 (1966).

Schneider, B.: Über Simulation biologischer Modelle. Elektromedizin **12**, 3–9 (1967).

Schneider, B.: Das kybernetische Prinzip in der Biometrie. Meth. Inf. Med. **7**, 73–75 (1968).

Schneider, B.: Studie über die Anwendung der Datenverarbeitung in der Medizin. Sonderauftrag des Bundesministeriums für Wissenschaft und Forschung 1972.

Schneider, H.L.: Ordnungsmittel in der Dokumentation: Die Eindeutigkeit der Daten und das Wort. Documenta Ophthalmologica **27**, 1–21 (1969).

Schneider, H.L.: Terminologiearbeit in der Ophthalmologie. Vortrag vor dem Arbeitskreis „Augenheilkunde" der DGMDS 1969.

Schneider, H.L.: Information in der Ophthalmologie. Unveröffentl. Manuskript 1972.

Schneider, H.L.: Tätigkeitsbericht des im Aufbau befindlichen Sekretariats „Terminologie und Thesaurus". Unveröffentl. Manuskript 17. 10. 1972.

Schneider, H.L., Mehr, R.: Studie über den Aufbau einer fachlichen Literaturdokumentations- und Informationsstelle (LIDIS). Heidelberg: Heinz Moos Verlag 1962.

Schneider, H.L., Sunkel, H.: Wörterbuch der Augenheilkunde. Frankfurt/Main: Institut für Dokumentationswesen 1967.

Schnelle, H.: Methoden der Sprachwissenschaft. Enzyklopädie der geisteswissenschaftlichen Arbeitsmethoden 1968.

Schober, H.W., Wersig, G.: Informations- und Dokumentationswissenschaft. Nachr. Dok. **19**, 116–124 (1968).

Schoen, R.: Einführung in die medizinische Diagnostik. Hippokrates **34**, 265–270 (1963).

Schröder, J., Immich, H.: Früherkennung von Krankheiten als methodisches Problem. Verhandlungen der DGMDS in der DGD 11. Jahrestagung, Stuttgart 17.–19. 10. 1966. Stuttgart: F.K. Schattauer-Verlag 1967.

Schubert, R., Lindner, O.: Krankheitseinheiten in der Geriatrie. In: Lange, H.-J., Wagner, G. Computerunterstützte ärztliche Diagnostik, S. 113–118. Stuttgart-New York: F.K. Schattauer-Verlag 1973.

Schwuchow, W.: In welchem Umfange ist die Wirtschaftlichkeit von Dokumentationseinrichtungen meßbar? Nachr. Dok. **23**, **1**, 7–11 (1972).

Shannon, C.E.: The Mathematical Theory of Communication. Urbana: The University of Illinois Press 1949, 1962.

Shapiro, P.A.: ACORN – An Automated Coder of Report Narrative. Meth. Inf. Med. **6**, 153–162 (1967).

Siebel, W.: System, Klassifizierung, Messung. In: Diemer, A.: System und Klassifikation in der Wissenschaft und Dokumentation, S. 120–131. Heidenheim: Verlag Anton Hain 1968.

Siggelkow, W.: Der Kennziffervergleich – eine Methode zur Bildung von Normativen im Apothekenwesen. Die Pharmazie **2**, 37–47 (1971) Beilage 2.

Silva, G.: An Automatic Arthographic-to-Phonetic Conversion System for French. Computers and the Humanitis **3**, 257–265 (1968–1969).

Simon, H.-R.: Zur Analyse biologischer Bibliographien. Heidelberger Jahrbücher XV, S. 111–133. Berlin-Heidelberg-New York: Springer 1971.

Simon, H.-R. (Issue Editor): Introduction: Why analyze Bibliographies? Library Trends **22**, **1** (1973).

Simon, H.-R.: Artenzahl und Publikationen – Untersuchungen zur Säugetierliteratur. Z. f. Säugetierkunde **38**, 183–187 (1973).

Sixtl, F., Wender, K.: Der Zusammenhang zwischen multidimensionalem Skalieren und Faktorenanalyse. Biometr. Z. **6**, 251–261 (1964).

Smith, G., Meldon, P.: Automated Retrieval of Autopsy Diagnoses by Computer Technique. Meth. Inf. Med. **2**, 85–90 (1963).

Smith, G., Melton, P.: Data Control for Anatomic Pathology. Institute of Pathology. Cleveland: Western Reserve University 1965.

Soergel, D.: Klassifikationssysteme und Thesauri. Frankfurt/Main: Deutsche Gesellschaft für Dokumentation e.V. 1969.

Stachowiak, H.: Gedanken zu einer allgemeinen Theorie der Modelle. Studium Generale **18**, 432–463 (1965).

Stachowiak, H.: Denken und Erkennen im kybernetischen Modell, 2. Auflage. Wien-New York: Springer 1969.

Stachowiak, H.: Rationalismus im Ursprung. Die Genesis des axiomatischen Denkens. Wien-New York: Springer 1971.

Stachowiak, H.: Allgemeine Modelltheorie. Wien-New York: Springer 1973.

Statistisches Bundesamt, Wiesbaden: Handbuch der internationalen statistischen Klassifikation der Krankheiten, Verletzungen und Todesursachen. 7. Revision (1955). Stuttgart: W. Kohlhammer G.m.b.H. 1958.

Statistisches Bundesamt, Wiesbaden: Allgemeine Sterbetafel 1961/62. Stuttgart-Köln: Kohlhammer Verlag 1963.

Statistisches Bundesamt, Wiesbaden: Die internationale Klassifikation von Krankheiten, 8. Revision 1965. Stuttgart-Köln: Kohlhammer Verlag 1966.

Statistisches Bundesamt, Wiesbaden: Neue internationale Klassifikation von Krankheiten und Todesursachen (ICD) 1968. Deutsches Ärzteblatt **36**, 1946–1948 (1968).

Statistisches Bundesamt Wiesbaden: Internationale Standardklassifikation der Berufe. Deutsche Ausgabe 1968. Stuttgart-Köln: Verlag W. Kohlhammer 1968.

Statistisches Bundesamt, Wiesbaden: Umsteigeschlüssel für die Klassifikationen DAS 1958, ICD 1958 und ICD 1968. Wiesbaden 13. 4. 1972, Selbstdruck.

Stegmüller, W.: Wissenschaftstheorie. In: Diemer, A., Frenzel, L. Philosophie, S. 327–353, Fischer Bücherei. Frankfurt: Fischer 1958.

Stein, A. v. d.: Der Systembegriff in seiner geschichtlichen Entwicklung. In: Diemer, A.: System und Klassifikation in Wissenschaft und Dokumentation, S. 1–14. Meisenheim: Verlag Anton Hain 1968.

Steinbuch, K.: Taschenbuch der Nachrichtenverarbeitung, 2. Auflage. Berlin-Heidelberg-New York: Springer 1967.

Steinbuch, K.: Maschinelle Intelligenz und Zeichenerkennung. Naturwissenschaften **58**, 210–217 (1971).

Steinbuch, K.: Automat und Mensch. Kybernetische Tatsachen und Hypothesen, 3. Auflage. Berlin-Heidelberg-New York: Springer 1965.

Ströker, E.: Zur Systemproblematik in der Chemie. In: Diemer, A.: System und Klassifikation in der Wissenschaft und Dokumentation, S. 79–95. Heidenheim: Verlag Anton Hain 1968.

Strombach, W.: Natur und Ordnung. Eine naturphilosophische Deutung des wissenschaftlichen Welt- und Menschenbildes unserer Zeit. München: Verlag C. H. Beck 1968.

Swift, J.: Gullivers Reisen. Reisen in verschiedene ferngelegene Länder der Erde von Lemuel Gulliver, erst Wunderarzt, später Kapitän mehrerer Schiffe. München: Wilhelm Goldmann Verlag 1958.

Templeton, A.W., Bryan, K. n.a.: Computer Diagnosis and Discriminate Analysis Decision Schemes. Radiology **95**, 47–55 (1970).

Thelen, U.: Erweiterung des von H.L. Schneider begründeten deutschen Thesaurus der Ophthalmologie. Inauguraldissertation, Bonn 1970.

Thierbach, R.: Beitrag zur pathologisch-anatomischen Befunddokumentation. Verh. Dtsch. Path. Ges. **45**, 380–383 (1961).

Thierbach, R.: Die Eignung des „Allgemeinen Krankenblattkopfes" für die pathologisch-anatomische Befunddokumentation. Meth. Inf. Med. **2**, 60–65 (1963).

Thierbach, R.: Die Erschließung der Information im pathologisch-anatomischen Sektionsgut. Habilitationsschrift, Halle 1965.

Thierbach, R.: Klinisch-autoptischer Diagnosenvergleich bei Krankheiten des Herz-Kreislauf-Systems. Zbl. allg. Path. **117**, 118–126 (1973).

Thierbach, R., Zschoch, H.J.: Erfahrungen aus der Dokumentation von Autopsiedaten in 2 Pathologischen Instituten. Zbl. allg. Path. path. Anat. **114**, 251–272 (1971).

Thimm, W.: Prinzipien der Klassifikation. Meth. Inf. Med. **3**, 22–28 (1964).

Thurmayr, R.: Erfahrung bei der Auswertung des „Allgemeinen Krankenblattkopfes". Meth. Inf. Med. **3**, 36–46 (1964).

Thurmayr, R., Dirlich, G., Ruland, G.: Ein Computerprogramm zur Fehlerkennung im „Allgemeinen Krankenblattkopf". Meth. Inf. Med. **8**, 29–34 (1969).

Überla, K.: Zur Verwendung der Faktorenanalyse in der medizinischen Diagnostik. Meth. Inf. Med. **4**, 89–92 (1965).

Überla, K.: Faktorenanalyse. Eine systematische Einführung für Psychologen, Mediziner, Wirtschafts- und Sozialwissenschaftler, 2. Auflage. Berlin-Heidelberg-New York: Springer 1971.

Ullmann, S.: Grundzüge der Semantik. Die Bedeutung in sprachwissenschaftlicher Sicht. Übersicht von Susanne Koopmann. Berlin: Walter De Gruyter & Co 1967.

Ungeheuer, G., Kästner, B.: Untersuchung zur Transformation deutscher Schrifttexte in entsprechende Phomentexte mit Hilfe elektronischer Rechenmaschinen. Forschungsbericht (Institut für Phonetik und Kommunikationsforschung) 1966.

Union International against Cancer (UICC): Illustrated Tumor Nomenclature, 2. Auflage. Berlin-Heidelberg-New York: Springer 1969.

Uschmann, G.: Die Naturgeschichte des biologischen Modelles. In: Nova Acta Leopoldina, Neue Folge Nr. 184, Bd. 33, Biologische Modelle, S. 43–64. Leipzig: Joh. Ambr. Barth 1968.

US Dept of Health, Education, and Welfare: International Classification of Diseases. 8th Revision. Updated for Use in the United States. Washington 25, D.C. 1968.

Vermeer, H.J.: Einführung in die linguistische Terminologie. Darmstadt: Wissenschaftliche Buchgesellschaft 1971.

Vickery, B.C.: Bradford's Law of Scattering. J. of Doc. 3, 198–203 (1948).

Vickery, B.C.: Dokumentationssysteme. München-Pullach-Berlin: Verlag Dokumentation 1971.

Victor, N.: Zur Klassifizierung mehrdimensionaler Kontingenztafeln. Biometrics 28, 427–441 (1972).

Victor, N.: Probalistische Zuordnungsverfahren. In: Lange, H.-J., Wagner, G. Computerunterstützte ärztliche Diagnostik, S. 245–251. Stuttgart-New York: F.K. Schattauer Verlag 1973.

Victor, N.: Einsatz von Diskriminanzanalysen in der medizinischen Diagnostik beim Vorliegen qualitativer Daten. Meth. Inf. Med. 11, 248–253 (1972).

Victor, N., Trampisch, H.J., Zentgraf, R.: Diagnostic Rules for Qualitative Variables with Interactions. Meth. Inf. Med. 13, 184–186 (1974).

Viehweg, Th.: Systemprobleme in Rechtsdomatik und Rechtsforschung. In: Diemer, A.: System und Klassifikation in der Wissenschaft und Dokumentation, S. 96–104. Heidenheim: Verlag Anton Hain 1968.

Virchow, R.: Die Sectionstechnik im Leichenhause der Charité – Krankenhauses mit besonderer Rücksicht auf gerichtsärztliche Praxis. Berlin: Verlag von August Hirschwald 1884.

Virchow, R.: Drei Reden über Leben und Kranksein. Naturwissenschaftliche Texte. München: Kindler-Verlag 1971 Nachdruck.

Vogler, E. (Hgb): Schlüsselverzeichnis. Privatdruck (Graz), 3. Auflage, ohne Jahresangabe.

Voss, K.: Statistische Theorie komplexer Systeme I. Allgemeine Probleme der Struktur complexer Systeme. Elektronische Informationsverarbeitung 5, 239–254 (1969).

Vossius, G.: Datenverarbeitung in der Medizin. Med. Monatsspiegel Merck 3, 52–55 (1971).

Vransky, S.: A Country-wide System for Automatic Health Data Processing. Meth. Inf. Med. 7, 92–96 (1968).

Waerden, B.L.v.d.: Mathematische Modelle in der Biologie. In: Nova Acta Leopoldina. Neue Folge Nr. 184, Bd. 33, S. 65–72. Leipzig: Joh. Ambr. Barth 1968.

Wagemann, E.: Narrenspiegel der Statistik. Die Umrisse eines statistischen Weltbildes. Hamburg: Hanseatische Verlagsanstalt 1935.

Wagner, G.: Bedeutung, Gefahren, Grenzen der Statistik in der Medizin. Dtsch. med. Wsch. 83, 1427–1428, 1431–1432, 1484–1491 (1957).

Wagner, G.: Arbeitsökonomie auch bei der Verwendung maschineller Hilfsmittel. Med. Dok. 4, 13–16 (1960).

Wagner, G.: Über das Testen der Zuverlässigkeit von Laboratoriumsmethoden und -befunden. Med. Dok. 5, 21–26 (1961).

Wagner, G.: Fehlerforschung als Aufgabe der medizinischen Dokumentation. Meth. Inf. Med. 3, 93–94 (1964).

Wagner, G.: Computer – Hilfsmittel der modernen Medizin. IBM-Nachrichten 16, 304–312 (1966).

Wagner, G.: Bedeutung und Verläßlichkeit des Nullbefundes in der Medizin. Meth. Inf. Med. 5, 40–44 (1966).

Wagner, G.: Krebs – Dokumentation und Statistik maligner Tumoren. Verhandlungsbericht der 10. int. Jahrestagung des „Arbeitsausschusses Medizin" i. d. dt. Gesellschaft für Dokumentation e.V. vom 25.–28. 10. 1965, Berlin. Stuttgart: Schattauer Verlag 1966.

Wagner, G.: Aktuelle Probleme auf dem Gebiet der Dokumentation und Information. Münch. med. Wschr. 110, 133–138 (1968).

Wagner, G.: Notwendigkeit und Möglichkeiten einer Fehlerkontrolle klinischer Daten. Arch. klin. exp. Derm. 237, 404–407 (1970).

Wagner, G.: Medical Record Linkage. The Method and its Importance for Clinical and Preventive Medicine. WHO/HS/ Nat. Comp. **71**, 272 (1971).

Wagner, G.: Medizinische Datenbanken und ihre Problematik. In: Computer: Aufgaben im Gesundheitswesen, S. 22–31. Berlin-Heidelberg-New York: Springer 1973.

Wagner, G.: Das CIOMS-Projekt zur internationalen Standardisierung der medizinischen Terminologie. In: Lange, H.-J., Wagner, G. Computerunterstützte ärztliche Diagnostik, S. 129–133. Stuttgart-New York: F.K. Schattauer Verlag 1973.

Wagner, G., Clemmesen, J., Freudenberg, K., Hansluwka, H., Koller, S., Mittmann, O.: Podiumsgespräch über Krebsmortalität. Verh. Ber. 10. intern. Jahrestagung des Arbeitsausschusses Medizin in der dt. Ges. f. Dok., S. 421–426. Stuttgart: Schattauer Verlag 1966.

Wagner, G., Immich, H., Köhler, C.: Der Krankenblattkopf der Heidelberger Kliniken. Meth. Inf. Med. **7**, 17–25 (1968).

Wagner, G., Immich, H., Sandor, L.: Zur Problematik der sog. Krebssyntropien. Internist **11**, 223–227 (1970).

Wagner, G., Stutzer, S.: Über die Selektivität der sog. I-Zahl im „Allgemeinen Krankenblattkopf" und die Brauchbarkeit ihrer einzelnen Komponenten. Meth. Inf. Med. **4**, 149–155 (1963).

Wagner, S.W.: Worthäufigkeitsverteilungen. Beiträge z. Linguistik u. Informationsverarbeitung **14**, 22–23 (1968).

Waismann, F.: Einführung in das mathematische Denken. München: Deutscher Taschenbuch-Verlag 1970.

Weber, W.: Systematische und hierarchische Klassifizierung pathoanatomischer Diagnosen in Kompatibilität zum „Klinischen Diagnosenschlüssel" (KDS). Inauguraldissertation Heidelberg 1969.

Weele, van der C.Th., Jancik, E.H.: Paarweise Gruppierung von chronischen, unspezifischen Lungenkranken mit und ohne fürsorgerische Betreuung. Meth. Inf. Med. **11**, 60–64 (1972).

Wegmüller, F., Becher, R., Hoffmann, B., Schenk, H.R.: „Codeless scanning" – ein neues Verfahren der automatisierten Dokumentation. Experientia **16**, 383–387 (1960).

Weidtmann, V.: Computerhilfe in der klinischen Differentialdiagnostik. Verfahren und Problematik der Diagnosenselektion bei großer wahrscheinlichkeitsparameterfreier Symptom-Krankheitsmatrix. Meth. Inf. Med. **10**, 91–96 (1971).

Weidtmann, V., Reutersberg, H.: Hierarchische und synonyme Beziehungen von Symptomen als praktisches Problem der Computer-Diagnostik. In: Lange, H.-J., Wagner, G. Computerunterstützte ärztliche Diagnostik, S. 121–125. Stuttgart-New York: F.K. Schattauer Verlag 1973.

Weidtmann, V., Schlensker, K.H.: Anwendung eines Elektronenrechners bei der Differentialdiagnose seltener Syndrome. Med. Klinik **63**, 392–395 (1968).

Weizsäcker, C.F.v.: Die Geschichte der Natur, 4. Auflage. Göttingen: Vandenhoeck & Ruprecht 1958.

Weizsäcker, C.F.v.: Die Einheit der Natur. München: Carl Hauser Verlag 1971.

Weizsäcker, C.-Fr.v.: Information und Evolution. In: Nova Acta Leopoldina Nr. 206, Bd 37/1, Informatik, S. 531–534. Leipzig: Joh. Ambr. Barth 1972.

Weizsäcker, C.-Fr.v. (Moderator): Modelle und Erkenntnis. In: Nova Acta Leopoldina, Neue Folge Nr. 184, Bd 33, Biologische Modelle, S. 231–269. Leipzig: Joh. Ambr. Barth 1968.

Weizsäcker, Ch. v., Weizsäcker, E. v.: Ansätze zur Erweiterung des quantifizierten Informationsbegriffes. Manuskript. Leopoldina 1971.

Weizsäcker, E. v., Weizsäcker, Chr. v.: Wiederaufnahme der begrifflichen Frage: Was ist Information? In: Nova Acta Leopoldina Nr. 206, Bd 37/1, Informatik, S. 535–555. Leipzig: Joh. Ambr. Barth 1972.

Welt, I.D.: Abstracting in Indexing in the Medical Sciences. Meth. Inf. Med. **1**, 100–104 (1962).

Wersig, G.: Eine neue Definition von Thesaurus. Nachr. f. Dokumentation **20**, 53–62 (1969).

Wersig, G.: Information – Kommunikation – Dokumentation. Ein Beitrag zur Orientierung der Informations- und Dokumentationswissenschaften. München-Pullach und Berlin: Verlag Dokumentation 1971.

Wersig, G.: Ergebnisse der neuen Klassifikationsforschung und ihre Bedeutung für die Klassifikation von Krankheiten. In: Lange, H.-J., Wagner, G. Computerunterstützte ärztliche Diagnostik, S. 149–155. Stuttgart-New York: F.K. Schattauer Verlag 1973.

Westmeyer, H.: Logik der Diagnostik. Grundlagen der normativen Diagnostik. Stuttgart-Berlin-Köln-Mainz: W. Kohlhammer-Verlag 1972.

Werer, W.: Machine translation of Languages. In: Machine translation of Languages, S. 15–23. New York-London: 1955.

Whitesitt, J.E.: Boole'sche Algebra und ihre Anwendungen. Braunschweig: Friedrich Vieweg & Sohn, 2. Auflage 1970.

Wiener, N.: Kybernetik. Düsseldorf: Econ-Verlag 1963.

Wingert, F.: PAULA: Programm zur Auswertung logischer Ausdrücke. Plausibilitätskontrollen und Auswertung von Markierungsbelegen. Meth. Inf. Med. **11**, 96–103 (1972).

Wingert, F.: Computer-Prognosen. Periskop **2**, (1972).

Wingert, F., Ries, P.: Pathologie-Befund-System. Meth. Inf. Med. **12**, 150–155 (1973).

Winkelhage, F.: Organisation, Planung, Informatik. Analysen **1**, 56–59 (1971).

Woitschach, M.: Automatische Dokumentation in der Sackgasse. Nachr. Dok. **17**, 74–78 (1966).

Wolfangel, P.J.: Verbal Materials in Machine-Readable Form. Computers and the Humanities **5**, 170–173 (1971).

Wolff-Terroine, M., Rimbert, D., Rouault, B.: Improved Statistical Methods for Automatic Construction of a Medical Thesaurus. Meth. Inf. Med. **11**, 104–113 (1972).

Wolff-Terroine, M., Simon, N., Rimbert, D.: Use of a Computer for Compiling and Holding a Medical Thesaurus. Meth. Inf. Med. **8**, 34–40 (1969).

World Health Organization: Report of the Medical Research Council 1966–1967. Genf: WHO Chronicle 1967.

World Healt Organization: International Classification of Diseases, Volume I and II. 8th Revision, Genf: 1967, 1969.

Wüster, E.: Die Struktur der sprachlichen Begriffswelt und ihre Darstellung in Wörterbüchern. Studium Generale **12**, 615–627 (1959).

Young, D.W.: Comparison of Information Collected by a Questionary with that in the Patients Hospital Record. Meth. Inf. Med. **11**, 20–22 (1972).

Zimmer, R.: Zusammenhänge zwischen formalen Sprachen und Syntax-Erkennung. Angewandte Informatik **1**, 2–11 (1971).

Zipf, K.G.: The Psychobiology of Language. Boston: Hougthon Mifflin 1935.

Zschoch, H.J.: Einige Bemerkungen zur Statistischen Erfassung und Deutung von Sektionsbefunden. Zbl. f. allg. Path. path. A. **100**, 80–83 (1959).

Zschoch, H.J.: Über Aussagegrenzen von Sektionsstatistiken. Z. ärztl. Fortbild. **65**, 324–329 (1971).

Zuse, K.: Rechnender Raum. In: Nova Acta Leopoldina Nr. 206, Bd 37/1, S. 129–137. Leipzig: Joh. Ambr. Barth 1972.

Zuse, K.: Zur Problematik der Rechenautomaten. In: Meschkowski, H.: Grundlagen der modernen Mathematik, S. 253–309. Darmstadt: Wissenschaftliche Buchgesellschaft 1972.

Zwicky, F.: Morphologische Forschung. Wesen und Wandel materieller und geistiger struktureller Zusammenhänge. Kommissionsverlag, Winterthur: Buchdruckerei Winterthur A.G. 1959.

Zwicky, F.: Entdecken, Erfinden, Forschen. Zürich: Droemer-Knaur 1966.

Ohne Autor: World Health Organization: Record Linkage. WHO Chron. **21**, 441–442 (1967).

Ohne Autor: Sprachliche Ansätze im Informations- und Dokumentationsbereich. Deutsche Gesellschaft für Dokumentation. Nachrichten für Dokumentation, Beiheft Nr. 20, Frankfurt 1970.

Ohne Autor: Richtlinien für die Erstellung und Weiterentwicklung deutschsprachiger Thesauri. DIN-Vornorm 1463. Berlin: Beuth 1972.

Ohne Autor. Vorstudien zur sozialwissenschaftlichen Computersimulation: Qualifikationsstruktur und Schichtung. Werkstattpapiere Bd. 1. Zur Analyse und Planung gesellschaftlicher Veränderungen. Hgb.: Helmut Klays. Meisenheim am Glan: Verlag Anton Hain 1972.

Ohne Autor: Datenverarbeitung in der Medizin. Symposium über Klartextanalyse in der Medizin. Wien, 23. 6. 1973. München: Siemens A.G. 1973.

Ohne Autor: Begriffe und Benennungen. Allgemeine Grundsätze. Hgb. Deutscher Normausschuß. Berlin-Köln: Beuth-Verlag 1974.

*I. Anhang: Gliederung des Thesaurus der Medizin (TdM)*

**Topographie – Hierarchie**

| | | | |
|---|---|---|---|
| HRZ | Herz als Ganzes, Myocard, Endocard, Pericard, Epicard, Coronarien | BLT | Blut |
| | | KNM | Knochenmark |
| GEL | Gefäße allgemein | LYM | Lymphknoten allgemein |
| ARA | Arterien allgemein | LYA | Lymphknoten inguinal, popliteal |
| ARB | Aorta | LYB | Lymphknoten abdominal allgemein |
| ARC | Coronararterien | | |
| ARD | Pulmonalarterien | LYC | Lymphknoten mesenterial, ileocoecal, coecal |
| ARE | Kopf-, Hals-, Gehirnarterien | | |
| Arf | Brust-, Baucharterien | LYD | Lymphknoten para-, hypo-, epigastrisch |
| ARG | Arterien der oberen Extremität | LYE | Lymphknoten parapankreatisch, paralienal |
| ARH | Arterien der unteren Extremität | LYF | Lymphknoten portal, parahepatisch, hilär |
| VEA | Venen allgemein | LYG | Lymphknoten retroperitonal, lumbal, paravertebral |
| VEB | Vena Cava | | |
| VEC | Coronarvenen | LYH | Lymphknoten paraaortal |
| VED | Pulmonalvenen | LYI | Lymphknoten parailiacal, -sacral, -rectal, -prostata |
| VEE | Kopf-, Hals-, Gehirnvenen | | |
| VEF | Brust-, Bauchvenen | LYK | Lymphknoten Thorax allgemein |
| VEG | Venen der oberen Extremität | | |
| VEH | Venen der unteren Extremität | LYL | Lymphknoten mediastinal, Bifurkation |
| VEI | Vena Porta | | |
| NIE | Niere | LYN | Lymphknoten broncho-pulmonal, hilär |
| NIB | Nierenbecken | | |
| URE | Ureter | LYO | Lymphknoten paratracheal, paraoesophageal |
| HBL | Harnblase | | |
| URA | Urethra | LYP | Lymphknoten infraclaviculär, pectoral, sternal, mammär |
| HNS | Hoden, Nebenhoden, Samenstrang | | |
| POS | Prostata, Samenblasen | LYQ | Lymphknoten axillär, cubital |
| PEN | Penis | | |
| SCD | Scrotum Damm | LYR | Lymphknoten cervical, nuchal, supraclaviculär, Virch. Drüse |
| OVA | Ovar | | |
| TUB | Tube | | |
| UTE | Uterus | LYS | Tonsillen |
| VAG | Vagina | LYT | Thymus |
| VUD | Vulva, Damm | LYZ | Milz |
| PLA | Placenta, Pathologie der ungeborenen Leibesfrucht | RHS | Retikulo-endotheliales System |

| | | | | |
|---|---|---|---|---|
| LGF | Lymphgefäße allgemein | | OES | Oesophagus |
| SKA | Skelett allgemein | | Mag | Magen |
| SKB | Skelett Schädel | | DUO | Duodenum |
| SKC | Skelett Wirbelsäule | | JIL | Dünndarm |
| SKD | Skelett Brustkorb | | CAP | Coecum, Appendix, Valvula iliocoecalis |
| SKE | Skelett Arm | | COL | Colon, Sigmoideum |
| SKF | Skelett Becken | | REA | Rektum, Anus |
| SKG | Skelett Bein | | LEB | Leber |
| SKH | Skelett Schultergürtel | | GBW | Gallenblase, Gallengänge |
| SKI | Gelenke, Bänder, Knorpel, Sehnen | | PAN | Pankreas |
| SKK | Bindegewebe, Fett etc | | PET | Peritoneum |
| MUS | Muskeln | | RPE | Retroperitoneum |
| HAU | Haut | | MES | Mesenterium, Mesocolon |
| MAM | Mamma | | BNA | Bauchdecke, Nabel, nicht Haut |
| HYP | Hypophyse | | ZWF | Zwerchfell |
| THY | Schilddrüse | | OMT | Omentum |
| PTH | Nebenschilddrüse | | AUG | Auge |
| NNI | Nebenniere | | OHR | Ohr |
| LAI | Langerhanssche Inseln | | ZNH | Gehirn |
| NSH | Nase, Nebenhöhlen | | HYE | Epiphyse |
| LAR | Larynx, Kehlkopf | | ZNR | Rückenmark |
| TRA | Trachea | | HHT | Hirnhäute |
| BRO | Bronchien | | RHT | Rückenmarkshäute |
| LUN | Lunge | | ZNS | Hirnnerven |
| PEU | Pleura | | PNS | Peripheres Nervensystem |
| MED | Mediastinum | | PNA | Autonomes Nervensystem |
| MZL | Mund, Zunge, Lippen | | ALG | Begriffe ohne nähere topographische Angabe, Allgemeinbegriffe |
| ZAE | Zähne | | | |
| SPD | Speicheldrüsen | | | |
| PHA | Pharynx | | | |

**_Topographie Differentialfacette (allgemein)_**   Codebereich 000–099

| | | | | |
|---|---|---|---|---|
| 001 | rechts | | 042 | distal |
| 001.002 | beidseitig | | 051 | frontal |
| 008 | einseitig | | 052 | lateral |
| 009 | Seitendifferenz | | 053 | transversal |
| 011 | kranial (Herz: basal) | | 054 | horizontal |
| 012 | medial | | 055 | saggital |
| 013 | kaudal (Herz: apikal) | | 061 | exzentrisch |
| 021 | ventral | | 062 | konzentrisch |
| 022 | dorsal | | 063 | externa |
| 031 | central, innen | | 064 | interna |
| 032 | peripher, außen | | 066 | anterior |
| 033 | intermediär | | 067 | posterior |
| 041 | proximal | | | |

| | | | | |
|---|---|---|---|---|
| **HRZ.** | | *Herz* | 332 | Papillarmuskel vorderer, rechter Ventrikel |
| | 100 | Pericard | | |
| | 101 | viscerales Pericard, Epicard | 333 | Papillarmuskel hinterer, rechter Ventrikel |
| | 102 | parietales Pericard | | |
| | 103 | pericardiales Mesothel | 334 | Papillarmuskel septal, rechter Ventrikel |
| | 200 | Herz allg ONA | | |
| | 201 | rechte Seite des Herzens | 340 | Myocard linker Ventrikel |
| | 202 | linke Seite des Herzens | 341 | Papillarmuskel linker Ventrikel |
| | 203 | Herzbasis | | |
| | 204 | Herzspitze | 342 | Papillarmuskel vorderer, linker Ventrikel |
| | 210 | Atrium ONA | | |
| | 211 | Herzohr ONA | 343 | Papillarmuskel hinterer, linker Ventrikel |
| | 212 | Vorhofseptum | | |
| | 213 | Foramen ovale | | |
| | 215 | Septum primum | 350 | Myocard, Septum |
| | 216 | Septum sekundum | 359 | Purkinje-Fasern |
| | 217 | Ostium primum | 360 | Reizleitungssystem |
| | 220 | rechter Vorhof | 370 | Sinusknoten |
| | 221 | rechtes Herzohr | 380 | A. V. Knoten |
| | 230 | linker Vorhof | 390 | Hiss'sches Bündel |
| | 231 | linkes Herzohr | 391 | rechter Schenkel des RLS |
| | 240 | Ventrikel allg | | |
| | 241 | Kammerseptum | 392 | Moderator-Band |
| | 250 | rechter Ventrikel | 393 | Conus-Papillarmuskel |
| | 251 | Crista supraventricularis, Conus pulmonalis | | |
| | | | 394 | linker Schenkel RLS |
| | 260 | linker Ventrikel | 400 | Endocard ONA |
| | 261 | Trabekel | 500 | Herzklappe ONA |
| | 262 | Einflußbahn links | 520 | Tricuspidalklappe |
| | 263 | Ausflußbahn links | 521 | Anulus fibrosus |
| | 264 | Anulus fibrosus insgesamt | 522 | vorderes Segel |
| | | | 523 | hinteres Segel |
| | 301 | Myocard | 524 | septales Segel |
| | 310 | Myocard rechter Vorhof | 525 | Chordae tendineae |
| | | | 526 | Commissur |
| | 320 | Myocard linker Vorhof | 540 | Pulmonalklappe |
| | | | 541 | Anulus fibrosus |
| | 321 | Papillarmuskel ONA | 542 | rechte Tasche |
| | 322 | infrapapillärer Raum | 543 | linke Tasche |
| | 330 | Myocard rechter Ventrikel | 544 | vordere Tasche |
| | 331 | Papillarmuskel rechter Ventrikel | 545 | Commissur ONA |

| 546 | rechte Commissur |
| 547 | linke Commissur |
| 548 | hintere Commissur |
| 560 | Mitralklappe |
| 561 | Anulus fibrosus |
| 562 | Aortales Segel |
| 563 | hinteres Segel |
| 564 | Chordae tendineae |
| 565 | Commissur |
| 580 | Aortenklappe |
| 581 | Anulus fibrosus |
| 582 | rechte Taschenklappe |
| 583 | linke Taschenklappe |
| 584 | hintere Taschenklappe |
| 585 | Commissur |
| 586 | rechte Commissur |
| 587 | linke Commissur |
| 588 | vordere Commissur |
| 600 | Coronarien ONA |
| 610 | Coronararterie links |
| 611 | Coronararterie links, vorderer absteigender Ast |
| 612 | Coronararterie links umläufiger Ast |
| 613 | Coronararterie links, Truncus |
| 614 | Coronararterie links, Ramus diagonalis |
| 615 | Coronararterie Ostium linker Truncus |
| 616 | Coronararterie Ostium linker absteigender Ast |
| 617 | Coronararterie Ostium linker umläufiger Ast |
| 620 | Coronararterie rechts |
| 621 | Coronararterie rechts hinterer absteigender Ast |
| 622 | Conus Arteriae |
| 623 | Corona mortis |
| 624 | Ramus circumflexus rechts |
| 625 | Ostium rechts |
| 626 | Ostien ohne Lokalisation |

| *GEL.* | | *Gefäße allgemein* |
| | 101 | Arteriole allgemein |
| | 105 | Capillare allgemein |
| *ARA.* | | *Arterien allgemein* |
| | 100 | Arterien ONA |
| | 101 | Intima |
| | 102 | Media |
| | 103 | Adventitia |
| | 104 | periarteriell |
| *ARB.* | | *Aorta* |
| | 200 | Aorta allgemein |
| | 201 | Intima |
| | 202 | Lamina elastica interna |
| | 203 | Tunica media |
| | 205 | Aortales Gewebe |
| | 240 | Aorta thoracica |
| | 250 | Aorta abdominalis |
| *ARC.* | | *Coronarien* |
| | 300 | Coronarien allg |
| *ARD.* | | *Pulmonalarterien* |
| | 400 | Pulmonalarterie ONA |
| *ARE.* | | *Arterien von Kopf, Hals und Gehirn* |
| | 500 | Kopf, Hals, Hirnarterien ONA |
| | 501 | Arteria Carotis ONA |
| | 510 | Arteria Carotis communis |
| | 529 | Arteria meningea media |
| | 530 | Arteria carotis interna |
| | 536 | Arteria meningea anterior |
| | 551 | Cerebralarterien ONA |
| | 552 | Circulus Willisii |
| | 554 | Arteria cerebri anterior |
| | 557 | Ramus corticalis der A. cerebri anterior |
| | 560 | Arteria cerebri media |
| | 563 | Ramus corticalis der A. cerebri media |
| | 564 | Ramus centralis der A. cerebri media |
| | 570 | Arteria vertebralis |
| | 576 | Arteria meningea posterior |
| | 580 | Arteria basilaris |
| | 590 | Arteria cerebri posterior |

| 593 | Ramus corticalis der A. cerebri posterior |
| --- | --- |

*ARF.*    *Arterien von Brust und Bauch*

| 600 | thorakale — abdominale Arterien ONA |
| --- | --- |
| 601 | Truncus brachio-cephalicus |
| 610 | Arteria subclavia |
| 671 | Arteria iliaca |

*ARG.*    *Arterien der oberen Extremität*

| 700 | Arterien ONA |
| --- | --- |
| 710 | Arteria axillaris |
| 716 | Arteria brachialis |

*ARH.*    *Arterien der unteren Extremität*

| 740 | Arteria femoralis |
| --- | --- |
| 750 | Arteria poplitea |
| 760 | Arteria tibialis posterior |
| 770 | Arteria tibialis anterior |

*VEA.*    *Venen allgemein*

| 100 | Venen ONA |
| --- | --- |
| 103 | Intima |
| 108 | perivenöses Gewebe |

*VEB.*    *Vena cava*

| 160 | Vena cava ONA |
| --- | --- |
| 161 | Vena cava superior |
| 171 | Vena cava inferior |

*VEC.*    *Coronarvenen*

| 140 | Coronarvenen ONA |
| --- | --- |

*VED.*    *Pulmonalvenen*

| 150 | Pulmonalvenen ONA |
| --- | --- |

*VEE.*    *Kopf-, Hals-, Gehirn-venen*

| 110 | Venen von Kopf und Hals |
| --- | --- |
| 114 | Halsvenen |
| 115 | Vena jugularis ONA |
| 116 | Vena jugularis externa |
| 117 | Vena jugularis interna |
| 120 | Cerebralvenen ONA |
| 124 | Vena cerebri interna |
| 127 | Vena magna Galeni |

*VEF.*    *Brust-Bauchvenen*

| 130 | thorakale Venen |
| --- | --- |
| 133 | Vena subclavia |
| 180 | Abdominalvenen |
| 192 | Vena iliaca communis |
| 193 | Vena iliaca externa |
| 194 | Vena iliaca interna |

*VEG.*    *Venen der oberen Extremität*

| 210 | Venen der oberen Extremität |
| --- | --- |
| 211 | Vena axillaris |

*VEH.*    *Venen der unteren Extremität*

| 240 | Venen der unteren Extremität |
| --- | --- |
| 241 | Vena femoralis |
| 253 | Vena saphena magna |
| 255 | Vena saphena parva |
| 262 | Vena tibialis posterior |
| 263 | Vena tibialis anterior |
| 265 | Vena poplitea |

*VEI.*    181    *Vena porta*

*NIE.*    *Nieren*

| 110 | Nierenkapsel |
| --- | --- |
| 200 | Nierenhilus |
| 300 | Nierenrinde |
| 400 | Nierenmark |
| 500 | Nierenpapillen |
| 600 | perirenal |
| 700 | Interstitium |
| 750 | Arteria renalis |
| 751 | Vena renalis |

*NIB.*    *Nierenbecken*

| 200 | Sinus renalis |
| --- | --- |
| 300 | Calyx renalis |

*URE.*    *Ureter*

| 100 | Ureter ONA |
| --- | --- |
| 200 | periuretral |

*HBL.*    *Harnblase*

| 110 | perivesicales Binde-gewebe |
| --- | --- |
| 210 | Fundus |
| 220 | Corpus |
| 230 | Basis |
| 300 | Trigonum vesicae |

| | | |
|---|---|---|
| | 310 | Orificium urethrae |
| | 320 | Orificium uretris |
| | 400 | Sphincter vesicae |
| | 500 | Spatium vesicorectale |
| | 600 | Spatium vesicouterinum |
| *URA.* | | *Urethra* |
| | 110 | periurethrales Bindegewebe |
| | 120 | Bulbo-urethrale Drüsen (Cowper) |
| | 200 | Pars prostatica |
| | 300 | Pars membranacea |
| | 400 | Pars cavernosa |
| | 500 | Fossa navicularis |
| | 500 | Sphinkter urethrae |
| *HNS.* | | *Hoden, Nebenhoden, Samenstrang* |
| | 100 | Hoden |
| | 200 | Hodenhüllen, Periorchium, Epiorchium |
| | 300 | Nebenhoden, Epididymis |
| | 400 | Ductus defferens |
| | 500 | Funiculus spermaticus |
| *POS.* | | *Prostata Samenblase* |
| | 100 | Prostata |
| | 110 | Prostatakapsel |
| | 120 | periprostatisches Gewebe |
| | 130 | Ductus ejaculatorius |
| | 140 | Colliculus seminalis |
| | 200 | Samenstrang |
| | 220 | Samenstrang, perivesicales Bindegewebe |
| | 230 | Ductus seminalis |
| *PEN.* | | *Penis* |
| | 100 | Radix |
| | 200 | Corpus |
| | 300 | Glans |
| | 310 | Praeputium, Frenulum |
| | 410 | Corpus cavernosum penis |
| | 420 | Corpus cavernosum urethrae |

| | | |
|---|---|---|
| *SCD.* | | *Skrotum, Damm (männlich)* |
| | 100 | Skrotum |
| | 200 | Damm (männlich) |
| *OVA.* | | *Ovar* |
| | 110 | Capsula ovarii |
| | 150 | Paraovarium, Epi-Paraophoron |
| | 200 | Mesovarium |
| | 300 | Ligamentum rotundum |
| | 400 | Ligamentum suspensorium ovarii |
| | 500 | Ligamentum proprium |
| *TUB.* | | *Tuba uterina* |
| | 100 | Adnexe insgesamt |
| | 110 | Serosa tubae |
| | 200 | Fimbriae |
| | 300 | Infundibulum |
| | 400 | Ampulla |
| | 500 | Isthmus |
| | 600 | Perisalpinx |
| *UTE.* | | *Uterus* |
| | 110 | Serosa uteri (Perimetrium) |
| | 200 | Cervix |
| | 205 | Portio vaginalis |
| | 210 | Endometrium |
| | 220 | Myometrium |
| | 300 | Isthmus |
| | 310 | Endometrium |
| | 320 | Myometrium |
| | 400 | Corpus |
| | 410 | Endometrium |
| | 420 | Myometrium |
| | 500 | Fundus |
| | 510 | Endometrium |
| | 520 | Myometrium |
| | 600 | Parametrium |
| | 610 | Ligamentum rectouterinum |
| | 620 | Ligamentum sacrouterinum |
| | 630 | Ligamentum latum |
| | 640 | Ligamentum teres uteri |
| | 710 | Endometrium ONA |
| | 720 | Myometrium ONA |

*VAG.*  *Vagina*
110  perivaginales Binde-
       gewebe
200  Vestibulum
210  Hymen
300  vorderes Scheiden-
       gewölbe
400  hinteres Scheiden-
       gewölbe

*VUD.*  *Vulva, Damm*
       *(weiblich)*
100  Vulva
110  Mons pubis
120  Labium
121  Labium majoris
122  Labium minoris
130  Clitoris
140  Bartholinische Drüsen
200  Damm (weiblich)

*PLA.*  *Plazenta, Pathologie der*
       *ungeborenen Leibes-*
       *frucht*
100  Pathologie der Ein-
       nistung — Mutter —
       Trophoblast
110  Tubargravidität
111  Ovargravidität
112  Bauchhöhlengravidität
113  Parametriengravidität
114  tiefer Sitz
115  Cervix — Plazenta
116  Plazenta praevia ONA
120  Plazenta accreta
121  Plazenta increta
122  Plazenta praevia
       centralis
123  Plazenta praevia
       lateralis
124  Plazenta praevia
       marginalis
125  Plazenta praevia
       partialis
126  Plazenta percreta
180  Utero-plazentärer
       Raum
200  Pathologie des Tropho-
       blasten, Plazenta

218  Fruchtblase
219  Eihäute
220  Chorion, Syncytium
230  Amnion
240  Nabelschnur
241  Insertio centralis
242  Insertio lateralis
243  Insertio marginalis
244  Insertio velamentosa
250  Allantois
300  Pathologie des
       Embryos
305  Lageanomalie ONA
310  Querlage
340  Fußlage
341  Steißlage
342  Beckenlage
343  Steiß-Fußlage
344  Knielage
370  Kopflage
371  Vorderhauptslage
372  Stirnlage
373  Scheitellage
374  Schulterlage
375  hoher Gradstand
376  vordere Hinterhaupts-
       lage
377  Querstand tief
378  Gesichtslage
379  Hinterhauptslage ONA
380  Schräglage

*BLT.*  *Blut*
100  Blutzellen ONA
120  Erythrozyten
130  Reticulocyten
140  Leukocyten
150  Granulocyten
160  Neutrophile
170  Eosinophile
180  Basophile
220  Lymphozyten
270  Plasmazellen
290  Monocyten
310  Megakaryozyten
330  Thrombozyten
340  andere Zellen
400  Plasma

410 Fibrinogen
420 Gerinnungsfaktoren
421 Prothrombin
422 Heparin
423 Plasmin
(Fibrinolysin)
430 Proteine
431 Globuline
432 Gammaglobuline,
Antikörper
433 Albumine
424 Faktor VII
425 Faktor VIII
426 Faktor IX

*KNM.*    *Knochenmark*
500 hämatopoetisches und
lymphatisches System
510 reticuloendotheliale
Zellen
511 Reticulumzellen
512 Histiozyten
513 endotheliale Zellen
523 Lymphozyten
532 Plasmazellen
550 Leukozyten
600 Knochenmark ONA
601 Hämocytoblasten
610 Erythropoetisches
Gewebe
611 Erythroblasten
620 Leukozyten (Mark)
621 Myeloblasten
634 Eosinophile (Mark)
642 Basophile Myelozyten
654 Megakaryozyten
660 Lymphozyten (Mark)

*RHS.*    *Reticuloendotheliales*
*(reticulohistiocytäres)*
*System*
500 Reticuloendotheliales
System
510 Reticuloendotheliale
Zellen
511 Reticulumzellen
512 Histiozyten
513 Endothelialzellen
514 Mastzellen

520 lymphatisches Gewebe
521 Lymphoblasten
523 Lymphozyten ONA
526 große Lymphozyten
524 kleine Lymphozyten
560 Makrophagen

*LYM.*    *Lymphknoten allgemein*
100 Lymphknoten ONA
110 Kapsel
120 Sinusoid
130 Follikel
140 Lymphstrang
150 Hilus
160 Reaktionszentrum
170 Einflußbahn
180 Ausflußbahn
190 Perilymphatisches
Gewebe

*LYS.*    *Tonsillen*
100 gesamter Apparat
110 Gaumenmandel ONA
114 Tonsilla lingualis
115 lymphatischer Rachen-
ring
116 Arcus glossopalatinus
117 Arcus pharyngopala-
tinus
118 Tonsillenkapsel
119 Tonsillenkrypten
121 Schleimhaut
122 Submucosa
123 peritonsilläres Bindegewebe
124 Tonsillengrube
130 Rachenmandel
131 Rachenmandel rechts
132 Rachenmandel links
133 Tubenmandel
134 Schleimhaut
135 Submucosa

*LYT.*    *Thymus*
700 Thymus ONA
701 Kapsel
702 Lobulus
703 Kortex
704 Mark
705 Hassalsche Körperchen

| | | | | | |
|---|---|---|---|---|---|
| | 706 | Retikulumzellen | | 131 | Clavicula |
| | 707 | Lymphozyten | | 132 | Sternum |
| | 710 | rechter Lappen | | 133 | Rippen |
| | 720 | linker Lappen | | 600 | Knochenmark |
| *LYZ.* | | *Milz* | *SKE.* | | *Skelett Arm* |
| | 701 | Kapsel | | 101 | Periost |
| | 702 | Hilus | | 105 | Epiphyse |
| | 703 | Lymphfollikel | | 140 | Knochen der oberen |
| | 704 | rote Pulpa | | | Extremität |
| | 705 | Trabekel | | 141 | Humerus |
| | 706 | Sinusoide | | 142 | Radius |
| | 710 | perilienale Region | | 143 | Ulna |
| *SKA.* | | *Skelett allgemein* | | 144 | Handwurzelknochen |
| | 101 | Periost | | 147 | Os lunatum |
| | 105 | Epiphyse | | 160 | Phalangen |
| | 600 | Knochenmark | | 168 | Knochen der Hand |
| *SKB.* | | *Schädel* | | | ONA |
| | 101 | Periost | | 600 | Knochenmark |
| | 105 | Epiphyse | *SKF.* | | *Beckenknochen* |
| | 600 | Knochenmark | | 101 | Periost |
| | 110 | Schädelknochen ONA | | 105 | Epiphyse |
| | 111 | Os frontale | | 125 | Lendenwirbelsäule |
| | 113 | Os temporale | | 126 | Os sacrum |
| | 114 | Os occipitale | | 134 | Os ilium |
| | 115 | Os sphenoidale, | | 135 | Os ischii |
| | | Os ethmoidale | | 136 | Os pubis |
| | 117 | Os maxillare | | 138 | Beckenknochen ONA |
| | 118 | Os mandibulare | | 535 | Symphyse |
| | 119 | Os hyoideum | | 600 | Knochenmark |
| | 120 | Kalotte | *SKG.* | | *Skelett des Beines* |
| | 121 | Orbita | | 101 | Periost |
| | 122 | Schädelbasis | | 105 | Epiphyse |
| | 123 | Knochennähte, Schädel | | 171 | Femur |
| *SKC.* | | *Wirbelsäule* | | 172 | Patella |
| | 101 | Periost | | 173 | Tibia |
| | 105 | Epiphyse | | 174 | Fibula |
| | 119 | Wirbelkanal | | 175 | Fußwurzelknochen |
| | 120 | Wirbel ONA | | 176 | Calcaneus |
| | 121 | Atlas | | 177 | Talus |
| | 123 | Halswirbelsäule | | 178 | Cuboid |
| | 124 | Thoraxwirbelsäule | | 179 | Os naviculare |
| | 125 | Lendenwirbelsäule | | 180 | Schenkelhals |
| | 600 | Knochenmark | | 181 | Os cuneiforme laterale |
| *SKD.* | | *Brustkorb-Skelett* | | 182 | Os cuneiforme mediale |
| | 101 | Periost | | 183 | Os cuneiforme inter- |
| | 105 | Epiphyse | | | medius |
| | 128 | Scapula | | 185 | Metatarsale I |

| | 186 | Metatarsale II |
| | 187 | Metatarsale III |
| | 188 | Metatarsale IV |
| | 189 | Metatarsale V |
| | 191 | Phalangen |
| | 199 | Fußknochen ONA |
| | 600 | Knochenmark |
| *SKH.* | | *Skelett Schultergürtel* |
| | 101 | Periost |
| | 105 | Epiphyse |
| | 128 | Scapula |
| | 131 | Clavicula |
| | 600 | Knochenmark |
| *SKI.* | | *Gelenke, Bänder, Knorpel, Sehnen* |
| | 200 | Gelenk ONA |
| | 201 | Gelenkknorpel |
| | 204 | Synovia |
| | 208 | periarticuläres Gewebe |
| | 230 | Wirbelgelenke |
| | 240 | Gelenke der oberen Extremität |
| | 241 | Schultergelenk |
| | 243 | Ellenbogengelenk |
| | 246 | Handgelenk |
| | 248 | Radiocarpalgelenk |
| | 253 | Metacarpalgelenk |
| | 259 | Interphalangealgelenke der Finger |
| | 261 | Sternoclavicular- gelenk |
| | 264 | Costovertebralgelenk |
| | 268 | Sacroiliacalgelenk |
| | 269 | Symphysis pubis |
| | 271 | Hüftgelenk |
| | 272 | Kniegelenk |
| | 275 | Sprunggelenk |
| | 276 | oberes Sprunggelenk |
| | 281 | Metatarsalgelenk |
| | 282 | Großzehengelenk |
| | 288 | Fußgelenke ONA |
| | 460 | Fascien ONA |
| | 484 | Palmaraponeurose |
| | 501 | Perichondrium |
| | 510 | Rippenknorpel |
| | 520 | Zwischenwirbel- scheiben |

| | 535 | Discus interpubicus |
| | 536 | Meniscus lateralis (Knie) |
| | 537 | Meniscus medialis (Knie) |
| | 701 | Sehne ONA |
| *SKK.* | 120 | *Bindegewebe ONA* |
| *MUS.* | | *Muskeln* |
| | 310 | Muskeln des Kopfes |
| | 330 | Muskeln des Halses |
| | 331 | M. Sternocleidomastoi- deus |
| | 360 | Muskeln der oberen Extremität |
| | 400 | Muskeln des Stammes |
| | 410 | Muskeln des Thorax |
| | 420 | Muskeln des Abdomen |
| | 426 | M. rectus abdominis |
| | 440 | Muskeln von Hüfte und Oberschenkel |
| | 441 | M. iliopsoas |
| | 443 | M. glutaeus max. |
| | 470 | Muskeln des Beines ONA |
| | 490 | Muskeln des Fußes |
| *HAU.* | | *Haut, Hautanhangs- gebilde* |
| | 100 | Haut ONA |
| | 101 | Sulci cutis |
| | 102 | Cristae cutis |
| | 103 | Retinacula cutis |
| | 104 | Tastballen |
| | 110 | Epidermis |
| | 111 | Stratum corneum |
| | 112 | Stratum lucidum |
| | 113 | Stratum granulosum |
| | 114 | Stratum spinosum |
| | 115 | Stratum basale |
| | 120 | Dermis |
| | 121 | Papillarschicht |
| | 122 | Papille ONA |
| | 123 | reticuläre Schicht |
| | 130 | Drüsen der Haut ONA |
| | 131 | Talgdrüsen |
| | 132 | Schweißdrüsen |
| | 133 | Apocrine Schweiß- drüsen |

| | |
|---|---|
| 134 | Ciliardrüsen |
| 135 | Circumanaldrüsen |
| 136 | Muköse Drüsen |
| 140 | Haar ONA |
| 141 | Haarschaft |
| 142 | Haarbalg |
| 144 | Haarfollikel |
| 145 | Haarpapille |
| 146 | Musculus errector pili |
| 151 | Kopfhaar |
| 152 | Augenbraue |
| 153 | Augenwimpern |
| 154 | Barthaare |
| 155 | Nackenhaare |
| 156 | Achselhaare |
| 157 | Haare des Stammes |
| 158 | Haare der Extremitäten |
| 159 | Schambehaarung |
| 160 | Nägel ONA |
| 161 | Nagelwurzel |
| 162 | Nagelkörper |
| 163 | Nagelbett |
| 164 | Nagelfalz |
| 165 | Epinychium |
| 166 | Hyponychium |
| 201 | Kopfhaut |
| 202 | Stirnhaut |
| 205 | Gesichtshaut |
| 208 | Haut der Wange |
| 211 | Augenlid Haut |
| 214 | Nasenhaut |
| 217 | Lippenhaut |
| 218 | Oberlippenhaut |
| 221 | Ohr Haut |
| 224 | Halshaut |
| 231 | Achselhaut |
| 241 | Ellenbogenhaut |
| 242 | Haut der Armbeuge |
| 246 | Haut — Hand und Finger |
| 250 | Palmarfläche der Hand und Finger — Haut |
| 251 | Haut des Stammes |
| 261 | Bauchhaut |
| 227 | Schulterhaut |
| 234 | Armhaut |
| 237 | Oberarmhaut |

| | | |
|---|---|---|
| | 243 | Unterarmhaut |
| | 252 | Brusthaut |
| | 255 | Mammahaut |
| | 258 | Rückenhaut |
| | 264 | Inguinalhaut |
| | 271 | Perianalhaut |
| | 272 | Gesäßhaut |
| | 275 | Flankenhaut |
| | 278 | Hüfthaut |
| | 281 | Schenkelhaut |
| | 284 | Kniehaut |
| | 285 | Kniekehle Haut |
| | 286 | Unterschenkel, Knöchelhaut |
| | 289 | Fuß — Zehenhaut |
| | 293 | Plantarhaut (Fuß, Zehe) |
| | 300 | Unterhautfettgewebe |
| *MAM.* | | *Mamma* |
| | 400 | Mamma ONA |
| | 410 | Brustwarze |
| | 420 | Areola |
| | 430 | Brustgang |
| | 431 | Milchgang |
| | 450 | Mamma — Fettgewebe |
| *HYP.* | | *Hypophyse* |
| | 102 | Pars tuberalis |
| | 103 | Pars intermedia |
| | 110 | Vorderlappen |
| | 112 | Eosinophile Zellen |
| | 113 | Basophile Zellen |
| | 117 | Chromophobe Zellen |
| | 120 | Hinterlappen |
| | 140 | Nasopharyngeale Hypophyse |
| *NNI.* | | *Nebenniere* |
| | 303 | Kapsel |
| | 310 | Rinde |
| | 311 | Zona glomerulosa |
| | 312 | Zona fasciculata |
| | 313 | Zona reticularis |
| | 320 | Mark |
| | 330 | periadrenales Gewebe |
| *NSH.* | | *Nase, Nasennebenhöhlen* |
| | 100 | Nase |
| | 105 | äußere Nase |
| | 110 | Nase Regio olfactoria |

120 Meatus nasalis sup
121 Nase Gang ONA
122 Nase Concha ONA
130 Concha nasalis sup.
140 Meatus nas. medius
150 Concha nas. media
160 Meatus nas. inf.
170 Concha nas. inf.
180 Septum nasi
181 Cartilago septi nasi
200 Sinus maxillaris
300 Sinus frontalis
400 Sinus sphenoidalis
500 Sinus ethmoidales
600 Nebenhöhlen ONA als Ganzes
610 Nebenhöhlen ONA

*LAR.* *Larynx*
100 Epiglottis
150 Subglottis
200 Larynxknorpel
300 R. piriformis, Valecula
400 Glottis
410 Stimmbänder obere
420 Stimmbänder untere

*TRA.* *Trachea*
100 Trachea Knorpel
110 peritracheales Gewebe
200 Bifurkation

*BRO.* *Bronchien*
100 Bronchialknorpel
200 Stammbronchus
210 Oberlappenbronchus
220 Mittellappenbronchus
230 Unterlappenbronchus
250 Peribronchus
260 Bronchioli
300 Bronchien insgesamt

*LUN.* *Lunge*
110 Pleura visceralis
120 Pleura vis. Oberlappen
121 Pleura vis. Oberlappen, Segment 1
122 Pleura vis. Oberlappen, Segment 2 (rechts)
123 Pleura vis. Oberlappen, Segment 3

130 Pleura visceralis, Mittellappen
131 Pleura visceralis, Mittellappen, Segment 4 (rechts)
132 Pleura vis. Mittellappen. Segment 5 (rechts)
140 Pleura visceralis, Unterlappen
141 Pleura vis. Unterlappen, Segment 4 (links)
142 Pleura vis. Unterlappen, Segment 5 (links)
143 Pleura vis. Unterlappen, Segment 6
144 Pleura vis. Unterlappen, Segment 7 (rechts)
145 Pleura vis. Unterlappen, Segment 8
146 Pleura vis. Unterlappen, Segment 9
147 Pleura vis. Unterlappen, Segment 10
200 Lungenparenchym
210 Oberlappen
211 Oberlappen, Segment 1
212 Oberlappen, Segment 2
213 Oberlappen, Segment 3
220 Mittellappen
221 Mittellappen, Segment 4 (rechts)
222 Mittellappen, Segment 5 (rechts)
230 Unterlappen
231 Unterlappen, Segment 4 (links)
232 Unterlappen, Segment 5 (links)
233 Unterlappen, Segment 6
234 Unterlappen, Segment 7
235 Unterlappen, Segment 8
236 Unterlappen, Segment 9
237 Unterlappen, Segment 10
240 Lungenkern, Lungenwurzel, Lungenhilus

241 Lungenmantel,
Lungenperipherie
250 Lungenspitze
251 Lungenbasis
260 Interlobärspalt
261 Interlobärspalt,
horizontal (rechts, links)
262 Interlobärspalt,
schräg (rechts)
270 Obergeschoß
271 Mittelgeschoß
273 Untergeschoß

**MZL.** *Mund, Zunge, Lippen*
100 Zunge
110 Zungenspitze
120 Zungenrücken
130 Zunge, Frenulum
140 Zungengrund
140 Zungengrund
150 Zungenwurzel
200 Lippen
210 Lippen, Frenulum
300 Mund
310 Mund, Wange
320 Mund, Gaumen hart
330 Mund, Gaumen weich
340 Mundboden
350 Vestibulum oris
360 Cavum oris
370 Uvula

**ZAE.** *Zähne*
100 Zähne, Kindesalter
200 Zähne, Erwachsenen-
alter
300 Gingiva, Zahnfleisch

**SPD.** *Speicheldrüsen*
100 Glandula Parotis
200 Glandula sublingualis
300 Glandula submandibu-
laris
400 Speicheldrüsen, kleine

**PHA.** *Pharynx*
100 Pharynx, Epipharynx
110 Pharynx, ostium tubae
auditivae
200 Mesopharynx
300 Hypopharynx

400 Retropharynx
410 Parapharynx

**OES.** *Oesophagus*
100 Pars cervicalis
200 Pars thoracalis
300 Pars abdominalis
400 perioesophageales
Gewebe

**MAG.** *Magen*
100 Magen, Cardia
110 Ligamentum
gastrocolicum
120 Ligamentum
gastrophrenicum
130 Ligamentum
gastrolienale
140 Ligamentum
gastrohepaticum
150 Ligamentum
gastroduodenale
160 Magen, Fundus
200 kleine Kurvatur
300 große Kurvatur
400 Vorderwand
500 Hinterwand
600 Antrum
700 Pylorus
750 Perigastrium
770 Arteria gastrica dextra
772 Arteria gastrica sinistra
774 Arteria
gastroduodenalis
776 Arteria gastroepiploica

**DUO.** *Duodenum*
100 Duodenum oberer Teil
200 absteigender Teil
210 Papilla duodeni major,
Vateri
220 Papilla duodeni minor
300 unterer Teil
400 aufsteigender Teil
500 Periduodenum
770 Arteria pancreatico-
duodenalis sup.
772 Arteria pancreatico-
duodenalis inf.
771 Vena pancreatis

*JIL.*     *Darm*
100   Darm als Ganzes
200   Jejunum
300   Ileum
400   Dünndarm als Ganzes
500   Perienteron
782   aa. jejunales et ilei
783   vv. jejunales et ilei

*CAP.*     *Coecum, Appendix*
100   Valvula ileocoecalis
200   Coecum
250   retrocoecal, paracoecal
300   Appendix
350   Periappendix

*COL.*     *Colon, Sigmoid*
100   Colon ascendens
150   Pericolon ascendens
200   Flexura colica dextra
300   Colon transversum
350   Pericolon transversum
400   Flexura colica sinistra
500   Colon descendens
550   Pericolon descendens
600   Colon sigmoideum
650   Pericolon sigmoideum
700   Colon rectosigmoideum
750   Pericolon rectosigmoideum
770   Arteria colica media
772   Arteria colica sinistra
774   Arteria ileocolica
771   Vena colica media
773   Vena colica sinistra
775   Vena ileocolica
784   Arteria sigmoidea
785   Vena sigmoidea

*REA.*     *Rectum, Anus*
100   Rectum
110   Plica transversalis recti
120   Ampulla recti
200   Anus
210   Anus, Zona haemorrhoidalis
300   Perirectales Gewebe
310   Septum rectovaginale
320   Septum rectovesicale
400   perianales Bindegewebe

780   Arteria rectalis superior
781   Vena rectalis superior

*LEB.*     *Leber*
100   Lobus dexter
110   Leberkapsel
120   Ligamentum coronarium hepatis
130   Ligamentum falciforme
140   Ligamentum triangularis hepatis
150   Ligamentum hepatorenale
160   Ligamentum hepatoduodenale
170   Ligamentum teres hepatis
180   Ligamentum hepatophrenicum
190   Ligamentum hepatocolicum
200   Lobus sinister
300   Lobus quadratus
350   Peri-, sub-, ante-, post-Hepar
400   Lobus caudatus
500   Leberpforte
600   Lebervenen

*GBW.*     *Gallenblase, Gallenwege*
100   Gallenblase
110   Fundus
111   Sphincter Oddi
120   Corpus
130   Collum
140   Valvula Heisterii
190   Perigallenblase
200   Gallengänge
210   Ductus hepaticus
220   Ductus cysticus
230   Ductus choledochus
290   Gallengänge, Umgebung

*PAN.*     *Pankreas*
100   Caput pancreatis
110   parapankreatisches Gewebe
200   Corpus pancreatis
300   Cauda pancreatis

| 400 | Ductus pancreaticus |
| 410 | Ductus pancreaticus major |
| 420 | Ductus pancreaticus minor |
| *MES.* | *Mesenterium* |
| 776 | Arteria mesenterica inferior |
| 778 | Arteria mesenterica superior |
| 777 | Vena mesenterica inferior |
| 779 | Vena mesenterica superior |
| *BNA.* | *Bauchdecke Nabel (nicht Haut)* |
| 100 | Bauchdecke, nicht Haut |
| 200 | Nabel, nicht Haut |
| 300 | Ligamentum umbilicale mediale |
| 400 | Ligamentum umbilicale laterale |
| *ZWF.* | *Zwerchfell* |
| 100 | rechte Zwerchfellkuppel |
| 200 | linke Zwerchfellkuppel |
| 300 | Hiatus aorticus |
| 400 | Hiatus oesophageus |
| 500 | Foramen Venae cavae |
| 600 | Centrum tendineum |
| 700 | Bochdaleck'sche Lücke |
| *OMT.* | *Omentum* |
| 100 | Omentum majus |
| 200 | Omentum minus |
| *AUG.* | *Auge* |
| 105 | Vorderkammer |
| 108 | Glaskörper |
| 109 | Beginn des Nervus opticus |
| 111 | Sclera |
| 120 | Cornea |
| 131 | Chorioidea |
| 140 | Ciliarkörper |
| 150 | Iris |
| 151 | Iris äußerer Ring |
| 153 | Pupille |
| 160 | Augapfel |
| 161 | Retina |

| 162 | Macula lutea |
| 163 | Papilla nervi optici |
| 164 | Retina, Pigmentepithel |
| 170 | Linse |
| 171 | Linsenkapsel |
| 172 | Linsencortex |
| 181 | Augenlid |
| 182 | oberes Augenlid |
| 184 | Tarsus |
| 185 | Tarsaldrüsen |
| 186 | Conjunctiva |
| 189 | Lidspalte |
| 190 | Tränenapparat |
| 191 | Tränendrüse |
| 192 | Tränengang |
| 194 | Tränensack |
| 196 | Ductus nasolacrimalis |
| 197 | Tränenflüssigkeit |
| 198 | Orbita, nicht knöchern |
| 200 | Augenmuskeln |
| 210 | Musculus rectus superior |
| 220 | Musculus rectus inferior |
| 230 | Musculus rectus medius |
| 240 | Musculus rectus lateralis |
| 250 | Musculus obliquus superior |
| 260 | Musculus obliquus inferior |
| 270 | Musculus ciliaris |
| 280 | Musculus sphincter pupillae |
| 290 | Musculus dilatator pupillae |
| 300 | Sehnen |
| 400 | Wimpern |
| *OHR.* | *Ohr* |
| 110 | äußeres Ohr |
| 111 | Helix |
| 115 | Ohrläppchen |
| 117 | Ohrknorpel |
| 120 | Meatus acusticus externus |
| 121 | Pars cartilaginea meat. ac. ext. |

122 Pars ossea meat. ac. ext.
123 Schleimhaut
130 Mittelohr
131 Paukenhöhle, Trompete
132 Trommelfell
136 Mittelohrschleimhaut
140 Gehörknöchelchen
143 Stapes
151 Cellulae proc. mastoidei
152 Antrum mastoidei
153 Pyramidenspitze
154 Felsenbein
160 Tuba Eustachii
170 Innenohr
171 häutiges Labyrinth
186 knöchernes Labyrinth

*ZNH.*     *Gehirn*
100 Liquor cerebrospinalis
112 Dura mater
150 Spatium subarachnoidale et Cisternae
151 Cisterna fossae lateralis
152 Cisterna magna
153 Cisterna pontis
157 Cisterna chiasmatica
160 Ventriculus cerebri
161 Ependym
162 Septum pellucidum
165 Ventriculus lateralis
166 Ventriculus lateralis dexter
167 Ventriculus lateralis sinister
173 Foramen interventriculare Monroi
174 Ventriculus tertius
180 Aquaeductus
182 Ventriculus quartus
190 Plexus chorioideus
200 Cerebrum
201 Pallium
202 Cortex cerebri
203 Substantia alba cerebri
204 Tractus pyramidalis (cortico-spinalis)
205 Hirnstamm
206 Hemisphäre

207 Rechte Hemisphäre
208 Linke Hemisphäre
215 Gyrus cingulatus, Sulcus marginalis
220 Lobus frontalis
223 Gyrus frontalis superior
224 Gyrus frontalis medialis
225 Gyrus frontalis inferior
226 Gyrus praecentralis
227 Lobulus paracentralis, Sulcus paracentralis
228 Gyrus rectus
229 Gyrus orbitalis
230 Lobus parietalis
233 Gyrus postcentralis, Sulcus postcentralis
234 Lobulus parietalis superior
235 Lobulus parietalis inferior
240 Lobus occipitalis
250 Lobus temporalis
251 Cortex lobi temporalis
253 Gyrus temporalis superior
254 Gyrus temporalis medialis
255 Gyrus temporalis inferior
257 Hippocampus
259 Uncus
261 Insula
262 Cortex insulae
270 Corpus callosum
290 Rhinencephalon
301 Basalganglien
310 Corpus striatum
320 Nucleus caudatus
340 Putamen
350 Globus pallidus
360 Claustrum
370 Capsula interna
401 Thalamus
450 Subthalamus, Hypothalamus

481 Nucleus tuberalis
510 Mesencephalon
513 Corpora quadrigemina
516 Substantia nigra
520 Nucleus ruber
540 Pons
600 Cerebellum
636 Tonsilla cerebelli
651 Nucleus dentatus
    cerebelli
661 Pedunculus cerebelli
700 Medulla oblongata
720 Oliva
722 Nucleus olivarius
    inferior

*ZNR.*     *Rückenmark*
700 Medulla oblongata
742 graue Substanz
746 Vorderhorn
747 weiße Substanz
748 Columna posterior
756 Radix dorsalis nervi
    spinales
757 Radix ventralis nerv.
    spin.
758 Ganglion spinale
780 Lumbalmark
781 Sakralmark
791 Cauda equina

*PNA.*     *Autonomes*
           *Nervensystem*
162 sympathisches Nerven-
    system
164 sympath. Grenzstrang
171 sympath. Grenzstrang
    Halsteil
190 parasympathisches
    Nervensystem

*PNS.*     *Peripheres Nerven-*
           *system*
100 Spinalnerv
101 Spinalganglion
103 Nervus opticus major
107 Plexus cervicalis
109 Plexus brachialis
114 Nervus
    musculocutaneus

117 Nervus ulnaris
118 Nervus medianus
119 Nervus radialis
120 Nervus suprascapularis
121 Nervus axillaris
122 Nervus subscapularis
132 Plexus lumbalis
141 Plexus sacralis
144 Nervus ischiaticus
145 Nervus tibialis
149 Nervus peroneus
    communis
153 Plexus pudendus
155 Nervus pudendus

*ZNS.*     *Hirnnerven*
100 Nervi craniales
102 N. olfactorius
104 N. opticus
105 Chiasma opticum
107 N. oculomotorius
111 N. trochlearis
113 N. abducens
115 N. trigeminus
119 Ganglion Gasseri
141 N. facialis
145 Ganglion geniculatum
147 Chorda tympani
150 N. acusticus
151 Nucleus vestibularis
157 N. glossopharyngeus
164 N. vagus
178 N. accessorius
182 N. hypoglossus

*HHT.*     *Hirnhäute*
100 Liquor cerebrospinalis
111 Meningen ONA
112 Dura mater
114 Falx cerebri
115 Tentorium cerebelli,
    Falx cerebelli
118 Dura mater, Sinus
119 Sinus saggitalis
    superior
120 Sinus sagittalis
    inferior
121 Sinus rectus
123 Sinus sigmoideus

| 125 | Sinus cavernosus | | | Ligamentum |
|---|---|---|---|---|
| 128 | Spatium epidurale | | | denticulatum |
| 131 | Leptomeninges | | 130 | Spatium epidurale |
| 132 | Arachnoidea | | | spinale |
| 140 | Spatium subdurale | | 133 | Arachnoidea |
| *RHT.* | *Rückenmarkshäute* | | 148 | Spatium subdurale |
| 117 | Dura mater spinalis, | | | spinale |

**Topographie Segmentalfacette (allgemein)**   Codebereich 800–899

| 810 | Körper als Ganzes | | 860 | Becken |
|---|---|---|---|---|
| 820 | Kopf, Gesicht, Hals | | 870 | Schulter, Arm, Hand |
| 830 | Brust | | 880 | Hüfte, Bein, Fuß |
| 840 | Bauch | | 890 | Rumpf |
| 850 | Rücken | | | |

**Topographie Segmentalfacette (Hierarchie)**   Codebereich 900–999

| 900 | Endokrines System | | 946 | Intersexe insgesamt |
|---|---|---|---|---|
| 905 | Nervensystem | | | (Abweichung vom |
| 910 | Sinnesorgane | | | Kerngeschlecht) |
| 915 | Psyche | | 950 | Geschlechtsorgane |
| 920 | Blut, blutbildende | | | weiblich: Frau |
| | Organe, Lymphsystem | | 960 | Innere Organe allgem. |
| 925 | Herz-Kreislaufsystem | | 980 | Haut-, Unterhaut- und |
| 930 | Atmungssystem | | | Fettgewebe |
| 935 | Verdauungssystem | | 985 | Schleimhaut |
| 940 | Harnorgane | | 990 | Halte-, Stütz- und |
| 945 | Geschlechtsorgane | | | Bewegungssystem |
| | männlich: Mann | | 986 | Seröse Häute |

**Nosologie Hierarchie**

| EZA | Autoimmunerkran- | | FUS | Störungen der Funktion |
|---|---|---|---|---|
| | kungen, Immunerkran- | | GEF | Gefäßpathologie |
| | kungen | | KOA | Krankheit ohne nosolo- |
| EZB | Allergie | | | gische Angabe |
| EZS | Spezifische Entzün- | | KRL | Kreislaufstörungen |
| | dungen | | MET | Metastasen |
| EZU | Unspezifische | | MIS | Mißbildungen, Störung |
| | Entzündungen | | | der Entwicklung, ange- |
| FOL | Form- und Lage- | | | borene Formvarianten |
| | änderungen | | NAL | Neubildungen |
| FRK | Fremdkörper | | | allgemein |

| | | | | |
|---|---|---|---|---|
| NBE | Neubildungen gutartig | | | Hyperlasie, Dysplasie |
| NEV | Nervale Störungen | | STD | Regressive Prozesse: |
| NMA | Neubildungen bösartig | | | Atrophie, Degeneration |
| OPR | Zustand nach ärztlichen Eingriffen | | STE | Verkalkung, Verknöcherung |
| PSY | Psychiatrische Erkrankungen | | STF | Störungen der Exkretion, Inkretion, Sekretion |
| STA | Stoffwechselstörungen allgemein | | STG | Konkremente |
| STB | Stoffwechselstörungen angeborene | | STH | Pigmentablagerung |
| | | | STL | Hormonstörungen |
| STC | Änderungen des Zellverbandes: Hypertrophie, Metaplasie, | | STM | Gerinnungsstörungen |
| | | | TAU | Traumatische Schädigung |

***Nosologie Differentialfacette (allgemein)***   Codebereich 000–099

| | | | | |
|---|---|---|---|---|
| 010 | Schmerz | | 027 | Fieber |
| 011 | Ohnmacht | | 028 | Husten |
| 012 | Bewußtlosigkeit, Absence | | 029 | Dyspepsie |
| 013 | Delirium | | 030 | Erbrechen |
| 014 | Schlaflosigkeit | | 031 | Exsiccose, Dehydratation |
| 015 | Schlaf | | 032 | Polyphagie |
| 016 | Schwäche, Asthenie | | 033 | Sucht |
| 017 | Appetitlosigkeit, Anorexie | | 034 | Obstipation |
| 018 | Übelkeit | | 035 | Diarrhoe |
| 019 | Simulation | | 040 | Koma |
| 020 | Beschwerden | | 041 | Präkoma |
| 021 | Ersticken | | 050 | Vomitus |
| 022 | Ertrinken | | 060 | (Prä-)Eklampsie |
| 023 | Strangulation | | 070 | Toxikose |
| 024 | Adipositas | | 080 | Anfall, Krise |
| 025 | Kachexie | | 081 | Schwindel |
| 026 | Dystrophie | | 090 | Angst |

***Nosologie Differentialfacette (Hierarchie)***   Codebereich 100–799

| | | | | |
|---|---|---|---|---|
| *EZA.* | *Autoimmunerkrankungen* | | 115 | Autoimmunbedingte Pancytopenie |
| | 100 Manifestation im Blut | | 120 | Autoimmunbedingte Leukopenien |
| | 110 Autoimmunbedingte haemolytische Anaemien | | 130 | Autoimmunbedingte Thrombopenien |

| 200 | Myasthenia gravis |
| 210 | Lupus erythematodes |
| 220 | Erythema exsudativa multiforme |
| 230 | Dermatitis herpetiforme During |
| 240 | Dermatomyositis |
| 250 | Periarteriitis nodosa |
| 260 | Sjoegren Syndrom |
| 270 | Sklerodermie |
| 280 | Pemphigus |
| 290 | Myositis |
| 300 | Wegener'sche Granulomatose |

*EZB.* *Allergie*

| 100 | Ekzeme sämtliche |

*EZU.* *Unspezifische Entzündungen*

| 110 | Parenchymatöser Reizzustand |
| 120 | Vaskulärer Reizzustand, aktive Hyperämie |
| 130 | Seröse Entzündungen |
| 140 | Katarrhalische Entzündungen |
| 150 | Fibrinöse Entzündungen |
| 160 | Eitrige Entzündungen |
| 161 | Abszeß |
| 162 | Phlegmone |
| 163 | Furunkel, Karbunkel |
| 170 | Haemorrhagische Entzündungen |
| 180 | Mesenchymaler Reizzustand |
| 190 | unspezifisch-entzündlicher Begleitzustand |
| 210 | Erosion, Aphten |
| 220 | Ulcus |
| 221 | Ulceröse Entzündung |
| 230 | Entzündliche, septische Metastasen |
| 240 | Membranöse Entzündung |
| 241 | Pseudomembranöse Entzündung |
| 250 | Granulomatöse Entzündung |

| 260 | Fokus |

*EZS.* *Spezifische Entzündungen*

| 100 | Tuberkulose |
| 200 | Lues |
| 300 | Lymphogranulomatose |
| 330 | Listeriose |
| 350 | Lepra |
| 370 | Typhus abdominalis |
| 400 | Morbus Boeck |
| 430 | Granuloma theleangiektaticum |
| 450 | Rhinosklerom |
| 500 | Rheumatische Knötchen |
| 530 | Pest |
| 550 | Lymphogranuloma inguinale |
| 570 | Frambösie |
| 590 | Cholera |
| 600 | Aktinomykose |
| 610 | Rotz |
| 620 | Kala Azar |
| 630 | Chagas |
| 640 | Melioidose |
| 650 | Tularaemie |
| 660 | Nocardiose |
| 670 | Morbus Piringer |
| 680 | Katzenkratzkrankheit |
| 690 | Katzenkratz-Pasteurillose |
| 700 | Morbus Bang |
| 710 | Ulcus molle |
| 720 | Maduramykose |
| 730 | Coccidiomykose |
| 740 | Blastomykose |
| 750 | Mykosis fungoides |
| 760 | Cryptococcose |
| 770 | Pinta |
| 780 | Rabies, Lyssa |

*FOL.* *Form- und Lageänderung*

| 100 | Formänderungen |
| 110 | Formänderung diffus; Organkomplex betreffend |
| 111 | Dilatation, Weitstel- |

|       |                              |       |                                  |
|-------|------------------------------|-------|----------------------------------|
|       | lung, Erweiterung            | 440   | Brechungsfehler, Fehl-           |
|       | (Hydrocephalus)              |       | sichtigkeit                      |
| 112   | Ektasie                      | 450   | Bewegungsstörung                 |
| 120   | Formänderung lokal           | 460   | Schielen                         |
| 121   | Invagination, Einstül-       | 470   | Nystagmus                        |
|       | pung, Einrollung             | 500   | Schwerhörigkeit                  |
| 122   | Torsion, Verdrehung          | 501   | Mittelohrschwerhörig-            |
| 123   | Abknickung, Rich-            |       | keit                             |
|       | tungsänderung, Kon-          | 502   | Innenohrschwerhörigkeit          |
|       | flexion                      | 510   | Taubheit                         |
| 124   | Auslagerung, Bruch,          | 511   | Mittelohrtaubheit                |
|       | Hernie                       | 512   | Innenohrtaubheit                 |
| 125   | Evagination, Aus-            | 520   | Taubstummheit                    |
|       | rollung                      | 525   | Sprachstörung                    |
| 128   | Fissur, Rhagade              | 530   | Schwindel                        |
| 130   | Fraktur                      | 600   | Seborrhoe                        |
| 400   | Lageänderung                 | 601   | Komedon                          |
| 500   | Senkung                      | 610   | Dyshydrosia                      |
| 600   | Hebung                       | 650   | Myopathie                        |
| 700   | Verlagerung aus Höhle,       | 700   | Blutgerinnungsstörung            |

FRK. = *Fremdkörper*
FUS. = *Störungen der Funktion*
GEF. = *Gefäßpathologie*

| | |
|---|---|
| | lung, Erweiterung (Hydrocephalus) |
| 112 | Ektasie |
| 120 | Formänderung lokal |
| 121 | Invagination, Einstülpung, Einrollung |
| 122 | Torsion, Verdrehung |
| 123 | Abknickung, Richtungsänderung, Konflexion |
| 124 | Auslagerung, Bruch, Hernie |
| 125 | Evagination, Ausrollung |
| 128 | Fissur, Rhagade |
| 130 | Fraktur |
| 400 | Lageänderung |
| 500 | Senkung |
| 600 | Hebung |
| 700 | Verlagerung aus Höhle, auch zeitweilig |
| 710 | Richtungsänderung, Abweichung, Verdrängung, Massenverschiebung |
| 750 | Verlagerung in Höhle |
| *FRK.* | *Fremdkörper* |
| 100 | Feste Fremdkörper |
| 200 | Flüssige Fremdkörper |
| 300 | Gasförmige Fremdkörper |
| *FUS.* | *Störungen der Funktion* |
| 100 | Überfunktion, Funktion vermehrt, Entwicklung beschleunigt |
| 200 | Unterfunktion, Funktion vermindert, Entwicklung gehemmt |
| 210 | Funktion erloschen (Erblindung) |
| 300 | Falsche Funktion |
| 400 | Gesichtsfeldstörungen |
| 410 | Farbsinnesstörungen |
| 420 | Schwarzweiß-Sinnesstörung |
| 430 | Sehstörung in Bezug auf Objekte |

| | |
|---|---|
| 440 | Brechungsfehler, Fehlsichtigkeit |
| 450 | Bewegungsstörung |
| 460 | Schielen |
| 470 | Nystagmus |
| 500 | Schwerhörigkeit |
| 501 | Mittelohrschwerhörigkeit |
| 502 | Innenohrschwerhörigkeit |
| 510 | Taubheit |
| 511 | Mittelohrtaubheit |
| 512 | Innenohrtaubheit |
| 520 | Taubstummheit |
| 525 | Sprachstörung |
| 530 | Schwindel |
| 600 | Seborrhoe |
| 601 | Komedon |
| 610 | Dyshydrosia |
| 650 | Myopathie |
| 700 | Blutgerinnungsstörung |
| *GEF.* | *Gefäßpathologie* |
| 100 | Pathologie der Arterien allg ONA |
| 101 | Pathologie des periarteriellen Gewebes |
| 102 | Pathologie der Intima |
| 103 | Pathologie der Lamina elastica interna |
| 104 | Pathologie der Media |
| 105 | Pathologie der Lamina elastica externa |
| 106 | Pathologie der Adventitia |
| 107 | Pathologie der Vasa vasorum |
| 108 | Pathologie des Endothels |
| 109 | Pathologie der Gefäßwand allg. ONA |
| 110 | Ektasie, Dilatation |
| 120 | Aneurysma |
| 140 | Pathologie des Versorgungsgebietes |
| 141 | Pathologie der Grenzzonen |
| 150 | Thrombose |
| 160 | Embolie |

180  Sklerose
181  Lipoidose
182  Skleratheromatose
183  Atheromatose
184  Mönckeberg'sche
     Sklerose
185  Exulcerierende
     Skleratheromatose
190  Arterielle Hypertonie
191  Arterielle Hypertonie
200  Pathologie der Venen
     allg ONA
201  Pathologie des perive-
     nösen Gewebes
202  Pathologie der  Intima
204  Pathologie der Media
206  Pathologie der Adven-
     titia
207  Pathologie der Vasa
     vasorum
208  Pathologie des
     Endothels
209  Pathologie der Gefäß-
     wand
210  Ektasie, Dilatation
220  Varizen
240  Pathologie des Einzugs-
     gebietes
241  Pathologie der Grenz-
     zonen
250  Thrombose
260  Embolie
280  Sklerose
281  Lipoidose
282  Skleratheromatose
283  Atheromatose
284  Mönckeberg'sche
     Sklerose
285  Exulcerierende
     Skleratheromatose
290  Venöse Hypertonie
300  Arteriovenöse Fistel,
     pathologische
308  Pathologie des
     Endothels
390  Arteriovenöse Fistel,
     fetaler Kreislauf

400  Pathologie der Vena
     porta
401  Pathologie des peripor-
     talen Gewebes
402  Pathologie der Intima
404  Pathologie der Media
406  Pathologie der
     Adventitia
407  Pathologie der Vasa
     vasorum
408  Pathologie des
     Endothels
409  Pathologie der Gefäß-
     wand allg.
410  Ektasie, Dilatation
420  Varizen
440  Pathologie des Einzugs-
     gebietes
441  Pathologie der Grenz-
     zonen
450  Thrombose
460  Embolie
480  Sklerose
481  Lipoidose
482  Skleratheromatose
483  Atheromatose
485  Exulcerierende
     Skleratheromatose
500  Umgehungskreisläufe,
     Steal-Effekt
540  Pathologie von Versor-
     gungs- bzw. Einzugs-
     gebiet
541  Pathologie der Grenz-
     zonen
600  Pathologie der Lymph-
     gefäße allg.
640  Pathologie des Einzugs-
     gebietes
641  Pathologie der Grenz-
     zonen
700  Pathologie der
     Arteriolen
701  Pathologie des peri-
     kapillären Gewebes
708  Pathologie des
     Endothels

709 Pathologie der Gefäßwand allg.
710 Teleangiektasie
750 Thrombose
760 Embolie
780 Arteriosklerose
784 Mönckeberg'sche Sklerose
799 Pathologie der Kapillaren

*KRL.* *Kreislaufstörungen*

100 Hyperaemie allg. ONA
120 Passive Hyperaemie
121 Cyanose
122 Haemorrhagische Infarzierung
200 Infarkt allg. ONA
210 Anaemischer Infarkt
211 Pseudohaemorrhagischer Infarkt
220 Haemorrhagischer Infarkt
300 Blutung, Haematom
310 Purpura
320 Sugillation
330 Suffusion
350 Haemorrhagische Diathese
360 Tamponade
400 Oedem, Hydrops, Anasarka
500 Anaemie
600 Lymphkreislaufstörungen
610 Lymphstau, Lymphoedem
700 Schock, Kollaps
701 Herz-Kreislaufstörungen
702 Kreislaufversagen
750 Hypoxie, Ischaemie, Anoxie
760 Shunt allg.
761 Rechts/Links-Shunt
762 Links/Rechts-Shunt
763 Shuntumkehr

*MET.* *Metastasen*

100 Tumormetastasen
150 Tumoreinbruch, Infiltration
151 Tumorumscheidung, Tumorummauerung, Tumor-Kompression
200 Beteiligung bei Bluterkrankungen

*NAL.* *Neubildungen allgemein*

100 Epitheliale Neubildungen
200 Mesenchymale Neubildungen
300 Neubildungen, gemischt
400 Neuroepitheliale Neubildungen

*NBE.* *Neubildungen gutartig*

100 Epitheliale Neubildung
200 Mesenchymale Neubildung
300 Neubildungen gemischt
400 Neuroepitheliale Neubildungen

*NMA.* *Neubildungen bösartig*

100 Epitheliale Neubildung
200 Mesenchymale Neubildung
300 Neubildung gemischt
400 Neuroepitheliale Neubildung

*NEV.* *Nervale Störungen*

200 Lähmung, Parese, Paralyse
300 Spasmus, Tenesmus
301 Kontraktur, Konstriktion
310 Krampf, Tetanus, Tetanie
320 Klonus
325 Tremor
330 Flattern
340 Abnormaler Reflex
350 Tonus, Myotonus
400 Pruritus, Jucken
410 Paraesthesie
411 Hyperaesthesie
420 Ataxie

| | |
|---|---|
| 425 | Athetose |
| 426 | Astasie |
| 430 | Epilepsie |
| 431 | Grand mal |
| 432 | Petit mal |

*OPR.*   *Zustand nach ärztlichen Eingriffen*

| | |
|---|---|
| 100 | Therapeutische Eingriffe |
| 110 | Incision, Punktion |
| 120 | Totalexcision, Totalextirpation, Totalamputation |
| 130 | Teilexcision, Teilextirpation, Teilamputation |
| 140 | Einführen von Fremdmaterial, therapeutisch, diagnostisch (Luft) |
| 150 | Elektrische — chemische Destruktion, Koagulation |
| 160 | Primär chirurgische Wundversorgung |
| 161 | Nahtdehiscens |
| 170 | Spätversorgung von Wunden |
| 180 | Manipulation, Redressment der Wirbelsäule |
| 190 | Lösen von Verwachsungen |
| 200 | Plastische Eingriffe |
| 210 | Transplantation |
| 211 | Dialyse |
| 250 | Reanimation (offener Thorax) |
| 251 | Reanimation allg. |
| 260 | Reanimation (geschlossener Thorax) |
| 261 | Künstliche Beatmung |
| 300 | Orale Gabe von Pharmaka |
| 350 | Parenterale Gabe von Pharmaka |
| 400 | Percutane Gabe von Pharmaka |
| 500 | Diagnostische Eingriffe, allgemein |
| 510 | Endoskopie |
| 520 | Probeexcision |
| 530 | Einbringen von Kontrastmittel durch Körperöffnungen |
| 540 | Einbringen von Kontrastmittel Parenteral |
| 550 | Einbringen von Kontrastmittel in Höhlen |
| 560 | Lufteinblasung (diagnostisch) |
| 570 | Neurologische Untersuchung |
| 580 | Einbringen von radioaktivem Material |
| 581 | Thorotrast |
| 600 | Bestrahlung |
| 700 | Funktionsprüfungen (auch postmortal), Labor |

*PSY.*   *Psychiatrische Erkrankungen*

| | |
|---|---|
| 100 | Psychische Veränderungen bei organischen Störungen (auch angeboren) |
| 110 | Demenz |
| 200 | Endogene Psychosen |
| 210 | Schizophrenie |
| 211 | Paranoide Schizophrenie |
| 212 | Hebephrenie |
| 213 | Katatonie |
| 214 | Schizophrenia simplex |
| 220 | Manisch-depressives Irresein |
| 221 | Manie |
| 222 | Depressiver Zustand |
| 225 | Endogene Depression |
| 300 | Psychoreaktive/reaktive Störungen |
| 310 | Psychogene Organstörungen |

| 320 | Wahnbildungen |
| 330 | Krankhafte Reaktionen thymopsychischer Art |
| 340 | Zwangsneurosen, Neurosen |
| 341 | Phobien |
| 350 | Hysterie |
| 400 | Abnorme Persönlichkeitsvarianten |
| 410 | Sexuelle Abnormitäten |
| 411 | Störungen der Sexualfunktion |

**STA.** *Stoffwechselstörungen allgemein*

| 110 | Trübe Schwellung |
| 120 | Hyalintropfige Entartung |
| 130 | Vakuolige Degeneration |
| 200 | Speicherung |
| 210 | Amyloid |
| 220 | Paramyloid |
| 300 | Verfettung |
| 400 | Anhäufung von Stoffwechselprodukten (auch Pharmaka) |
| 500 | Eiweißstoffwechselstörungen, Defektproteinaemie |
| 600 | Kohlenhydratstoffwechselstörung |
| 700 | Fettstoffwechselstörungen |
| 750 | Störungen im Elektrolyt-Mineralhaushalt |

**STC.** *Änderung des Zellverbandes: Hypertrophie, Hyperplasie, Metaplasie, Dysplasie*

| 100 | Hypertrophie |
| 200 | Hyperplasie |
| 201 | Hyperkeratose |
| 202 | Parakeratose |
| 203 | Dyskeratose |
| 204 | Porokeratose |
| 205 | Keratose |
| 300 | Metaplasie |

| 301 | Melanotische Präkanzerose |
| 302 | Bowen-Präkanzerose |
| 303 | Pinkus-Präkanzerose |
| 304 | Erythroplasie Queyrat |
| 310 | Präkanzerose |
| 350 | Heterotopie |
| 400 | Dysplasie |
| 401 | Unreife |
| 402 | Reife |
| 500 | Mangelzustände |
| 510 | Vitaminmangel |
| 600 | Komplexer Umbau |
| 610 | Zirrhose |
| 620 | Induration |
| 625 | Inveterierung |
| 630 | Fibrose |
| 640 | Hyalinose |
| 700 | Veränderungen des Interzellularraumes |
| 710 | Veränderungen des Zellkernes |
| 720 | Veränderungen des Extrazellularraumes |

**STD.** *Regressive Prozesse*

| 100 | Atrophie, Dystrophie, Hypoplasie, Phtise |
| 150 | Atelektase, Dystelektase |
| 200 | Degeneration, Trübung |
| 201 | Katarakt |
| 202 | Dermatose |
| 203 | Prurigo |
| 210 | Fettdurchwachsung, Lipomatose |
| 300 | Nekrose, Nekrobiose, Hämolyse |
| 310 | Koagulationsnekrose |
| 320 | Koliquationsnekrose |
| 321 | Menstruation |
| 340 | Selbstandauung, Fermententgleisung |
| 350 | Gangrän |
| 500 | Narbe |
| 520 | Schrumpfung |
| 794 | Scheintod |
| 795 | Fulminante, terminale Veränderungen |

797 Tod
798 Agonale Verände-
    rungen

799 Postmortale
    Veränderungen

**Nosologie Segmentalfacette (allgemein)**   Codebereich 810–899

810 Tumor, Anschwellung
811 Aufstau, Retention
812 Glaukom
813 Lücke, Kolobom,
    Loch, Auseinander-
    weichen, Diastase,
    Aufsplitterung
815 Ablagerung
820 Cyste, Blase
821 Effloreszenzen
    allg. ONA
822 Bulla, Pemphigus
823 Macula
824 Knoten, Nodus
830 Höhle
837 Divertikel echt
838 Divertikel falsch
839 Divertikel allg ONA
840 Fistel
845 Perforation, Ruptur,
    Einbruch
846 Riß, Abriß
847 Arrosion, nicht maligne
850 Tasche, Sack
855 Verwachsungen, Anhef-
    tungen, Einwachsungen
856 Lösungen, Ablösungen,
    Abhebungen
857 Verdünnung
858 Verdickung,
    Riffelung, Strom-
    schwielen
859 Verkürzung, kurz
860 Verlängerung, lang
861 Fehlen, Verlust
    (nicht Mißbildung)
862 Exanthem allg.
863 Papel
864 Pustel
865 Alopezie

866 Flechte, Psoriasisform,
    Serpigo, Schuppen,
    Lichen, Impetigo,
    Ichtyosis, Strophulus
867 Kondylom, Warze,
    Veruccosa, Feigen
868 Akne
869 Lupus vulgaris
870 Vesikel, Bläschen
871 Schorf, Kruste
872 Erythem
873 Schwielen, Tylosis,
    Hühnerauge
874 Urticaria, Nesselfieber
875 Prolaps, Luxation
876 Versteifung
878 Insuffizienz
879 Verengung, Engstellung
880 Stenose
882 Obturation, Ver-
    stopfung
883 Verschluß
884 Obliteration, Atresie
885 Kompression, Druck
886 Rekanalisation
887 Striktur, Narben-
    kontraktur
888 Strangulation
889 Inkarzeration, Ein-
    klemmung
890 Inhalt präformierter
    Höhlen
891 Blut, Melaena
892 Stuhl, Kot, Ingesta
893 Transsudatflüssigkeit
894 Exsudatflüssigkeit
895 Sekrete, Fruchtwasser
896 Lymphflüssigkeit,
    Chylus
897 Urin

| | |
|---|---|
| 910 | Schwangerschaft, Geburt, Wochenbett allg. ONA |
| 911 | Schwangerschaft |
| 912 | Fehlgeburt, Abort |
| 913 | Geburt, Entbindung |
| 914 | Wochenbett, Laktationsperiode |
| 915 | Klimakterium |
| 916 | Senium, senile Veränderungen |
| 917 | Pubertät |
| 920 | Früh- und Neugeborenenpathologie |
| 930 | Berufskrankheiten, Betriebsunfall, Wehrdienstbeschädigung, Gutachten allg. ONA |
| 931 | Berufskrankheit |
| 932 | Betriebsunfall |
| 933 | Wehrdienstbeschädigung |
| 934 | Gutachten |
| 940 | Geschlechtskrankheiten |
| 950 | Suizid, Selbstverstümmelung |
| 960 | Unfall |
| 961 | Vergiftung |
| 970 | Erkrankungen des Kindesalters (nach Neugeborenenperiode bis zum 14. Lebensjahr) |

## Aetiologie Hierarchie

| | | | |
|---|---|---|---|
| BAK | Bakterien | ORG | sonstige belebte |
| RIC | Rickettsien | | Krankheitsursachen |
| PIL | Pilze | CHE | chemische Ursachen |
| VIR | Viren | CHI | chemische Ursachen |
| PAR | Parasiten | DRU | Pharmaka |
| | | PHY | physikalische Ursachen |

## Aetiologie Differentialfacette (Hierarchie)    Codebereich 100–799

| | | | | |
|---|---|---|---|---|
| BAK. | Bakterien | | 401 | Aerobacter cloacae |
| 101 | Bacillus pyocyaneus | | 460 | Pasteurella ONA |
| 102 | Pseudomonas | | 461 | Pasteurella pestis |
| | pseudomallei | | 462 | Pasteurella tularensis |
| 111 | Vibriocholerae | | 464 | Pasteurella |
| 120 | Spirillium | | | pseudotuberculosis |
| 121 | Spirillium minus | | 471 | Bordetella pertussis |
| 200 | Leptothrix | | 480 | Brucella ONA |
| 210 | Spirochäten, ONA | | 481 | Brucella melitensis |
| 221 | Treponema pallidum | | 482 | Brucella abortus |
| 222 | Treponema pertenue | | 490 | Haemophilus ONA |
| 223 | Treponema carateum | | 491 | Haemophilus |
| 230 | Leptospira | | | influenzae |
| 231 | Leptospira | | 495 | Haemophilus ducreyi |
| | icterohämorrhagica | | 502 | Actinobacillus mallei |
| 341 | Escherichia coli | | 522 | Calymmatobacterium |
| 350 | Shigella | | | granulomatosis |
| 360 | Salmonella ONA | | 551 | Fusobacterium |
| 361 | Salmonella typhi | | | fusiforme |
| 362 | Salmonella paratyphi A | | 581 | Streptobacillus monili- |
| 363 | Salmonella paratyphi B | | | formis |
| 364 | Salmonella paratyphi C | | 600 | Staphylococcus |
| 366 | Salmonella enteritidis | | 631 | Neisseria gonorrhoae |
| 367 | Salmonella typhi | | 632 | Neisseria mengitidisis |
| | typhimurium | | 660 | Bartonella |
| 370 | Salmonella arizona | | 661 | Bartonella bacilliformis |
| 391 | Klebsiella pneumoniae | | 670 | Diplococcus |
| 392 | Klebsiella ozaenae | | 671 | Diplococcus |
| 393 | Klebsiella | | | pneumoniae |
| | rhinoskleromatis | | 680 | Streptococcus |

| | | | | |
|---|---|---|---|---|
| | 701 | Corynebacterium diphteriae | 315 | Histoplasma capsulatum |

701 Corynebacterium
    diphteriae
711 Listeria
    monocytogenes
721 Erysipelothrix
    insidiosa
731 Bacillus anthracis
742 Clostridium botulinum
743 Clostridium perfringens
744 Clostridium tetani
750 Mycobacterium ONA
751 Mycobacterium
    tuberculosis
754 Mycobacterium
    paratuberculosis
755 Mycobacterium leprae
770 Nocardia ONA
776 Nocardia
    minutissima
780 Actinomyces
781 Actinomyces bovis

*RIC.* *Rickettsien*
110 Rickettsien ONA
111 Rickettsia powazekii
112 Rickettsia typhi
118 Rickettsia quintana
131 Coxiella burnetii
141 Chlamydia trachomatis
151 Miyagawanella
    lymphogranulomatosis
152 Miyagawanella psittaci
153 Miyagawanella
    ornithosis

*PIL.* *Pilze*
110 Fungus ONA
300 Fungus imperfecti
301 Cryptococcus
302 Cryptococcus
    neoformans
303 Candida ONA
304 Candida albicans
307 Geotrichum candidum
311 Blastomyces
312 Blastomyces
    dermatitidis
313 Blastomyces
    brasiliensis

315 Histoplasma
    capsulatum
316 Sporotrichium ONA
317 Sporotrichium schenkii
320 Coccidiomyces
321 Coccidioides
322 Coccidioides immitis
323 Aspergillus ONA
331 Hormodendrum
    species
341 Microsporum ONA
342 Microsporum audouini
351 Trichophyton ONA
355 Trichophyton
    Schönleinii
357 Trichophyton tonsurans
364 Malassezia furfur
367 Trichsporon

*VIR.* *Viren*
100 Pockenvirus
101 Variola Virus
102 Vaccinia Virus
103 Kuhpockenvirus
104 Ecthyma infectiosum
    Virus
105 Molluscum
    contagiosum Virus
140 Herpesvirus
141 Herpes simplex
142 Herpes-B-Virus
201 Influenza Virus ONA
250 Mumps Virus
300 Arbor Virus ONA
302 Ost-Pferdeencephalitis
    Virus
303 West-Pferdeencephalitis
    Virus
312 St Louis encephalitis
    Virus
313 Japan. B Encephalitis
    Virus
321 russischer Frühling/
    Sommer Encephalitis-
    virus
322 Louping ill Virus
324 Zentral europ.
    Encephalitis Virus

| 344 | Gelbfiebervirus |
| 362 | Rift valley fever virus |
| 366 | Pappatacifieber Virus |
| 401 | Röteln-Virus |
| 402 | Varizellen |
| 403 | Herpes zoster Virus |
| 404 | Masern Virus |
| 405 | Exanthema subitum Virus |
| 502 | Cytomegalie Virus |
| 503 | Rabies Virus |
| 504 | Verruca Virus |
| 506 | Maul und Klauenseuche Virus |
| 511 | vesicular stomatitis Virus |
| 516 | LCM Virus |
| 518 | Hepatitis infectiosa Virus |
| 519 | Serumhepatitis Virus |
| 522 | Mononucleosis Virus |
| 600 | Enterovirus |
| 610 | Poliovirus ONA |
| 620 | Coxsackie Virus ONA |
| 651 | Coxsackie B-Virus |
| 670 | Echo-Virus ONA |

*PAR.*    *Parasiten*

| 401 | Protozoen |
| 420 | Amöben |
| 440 | Balantidium |
| 441 | Balantidium coli |
| 450 | Flaggelaten |
| 458 | Giardia lamblia |
| 464 | Trichomonas vaginalis |
| 465 | Trypanosoma ONA |
| 466 | Trypanosoma gambiense |
| 467 | Trypanosoma cruzi |
| 471 | Leishmania ONA |
| 472 | Leishmania donovani |
| 473 | Leishmania brasiliensis |
| 491 | Plasmodium ONA |
| 492 | Plasmodium vivax |
| 493 | Plasmodium matriae |
| 494 | Plasmodium falciparum |
| 495 | Plasmodium ovale |
| 497 | Toxoplasma gondii |

| 498 | Pneumocystis |
| 499 | Pneumocystis carinii |
| 500 | Heleminthen |
| 511 | Trichinella |
| 513 | Trichuris trichuria |
| 525 | Strongyloides |
| 526 | Strongyloides stercoralis |
| 534 | Ancylostoma brasiliense |
| 536 | Necator |
| 556 | Oxyuris vermicularis |
| 562 | Ascaris lumbricoides |
| 581 | Filaria |
| 585 | Onchocerca |
| 596 | Loa |
| 597 | Loa Loa |
| 598 | Draculuncus |
| 599 | Draculuncus medinensis |
| 600 | Plattwürmer |
| 610 | Trematoden |
| 611 | Schistosoma |
| 622 | Fasciola hepatica |
| 624 | Fasciolopsis |
| 625 | Fasciolopsis buski |
| 631 | Echinostoma |
| 643 | Dicrocoelium |
| 645 | Opisthorchis |
| 648 | Clonorchis |
| 651 | Heterophyes |
| 657 | Paragonimus |
| 658 | Paragonimus westermani |
| 670 | Cestoden |
| 672 | Diphyllobothrium |
| 683 | Sparganum |
| 706 | Hymenolepsis |
| 714 | Taenia solium |
| 715 | Taenia saginata |
| 725 | Echinococcus ONA |
| 726 | Echinococcus granulosus |
| 727 | Echinococcus multilocularis |

*ORG.*    *sonstige belebte Krankheitsursachen*

| 100 | Arthropoden |

| | | |
|---|---|---|
| | 111 | Spinnen |
| | 115 | Zecken |
| | 134 | Milben |
| | 135 | Krätzmilbe |
| | 137 | Demovex folliculorum |
| | 148 | Pentastoma spezies |
| | 150 | Insekt |
| | 153 | Laus |
| | 154 | Pediculus humanis capitis |
| | 155 | Pediculus humanis corporis |
| | 156 | Phthirus pubis, Filzlaus |
| | 157 | Hemiptera, Wanze |
| | 158 | Cimex lectularius |
| | 160 | Coleoptera |
| | 162 | Lepidoptera, Raupe |
| | 164 | Diptera |
| | 165 | Mücke |
| | 167 | Mosquito |
| | 180 | Dasselfliege |
| | 182 | Floh |
| | 183 | Pulex irritans |
| | 192 | Ameise |
| | 204 | Qualle |
| *CHE.* | | *chemische Ursachen* |
| | 162 | Kohlenmonoxyd |
| | 163 | Blausäure |
| | 196 | Phosphor und anorganische Phosphatverbindungen |
| | 110 | Arsen-Verbindungen |
| | 140 | Metalle und met. Verbindungen |
| | 175 | Blei und Bleiverbindungen |
| | 208 | Uran und Verbindungen |
| | 512 | $C_2H_5OH$ |
| *CHI.* | 127 | *Rauch* |
| *DRU.* | | *Pharmaka* |
| | 117 | Cocain |
| | 120 | Sedativa |
| | 121 | Barbiturate |
| | 123 | Chloralhydrat |
| | 126 | Bromisovalum |
| | 128 | Marihuana |
| | 150 | Anaesthetica, Inhalationsanaesthetica |
| | 151 | Paraldehyd |
| | 170 | Anaesthetica, a. Verbind. |
| | 700 | Zentral stimulierende Mittel |
| | 709 | Methamphetamine |
| | 730 | Analgetica |
| | 763 | Codein |
| | 765 | Dihydromorphinone |
| | 767 | Heroin |
| | 775 | Morphin |
| *PHY.* | | *physikalische Ursachen* |
| | 111 | Automobil |
| | 118 | Straßenbahn, Schienenfahrzeug |
| | 120 | Flugzeug |
| | 140 | Wasserkraft |
| | 210 | Überschwemmung |
| | 230 | Sturz |
| | 313 | Hitze |
| | 314 | Kälte |
| | 320 | Strahlen allgemein |
| | 324 | Röntgenstrahlen |
| | 341 | Ultraschall |
| | 420 | scharfes Instrument |
| | 440 | Schußwaffe |
| | 454 | Bombe |
| | 761 | Feuer |
| | 765 | heiße Flüssigkeit |

## MODIFIKATION – FACETTEN

**Modifikation Hierarchie**

| WWW | Grad, Ausdehnung | YYY | Krankheit |
|---|---|---|---|
| XXX | Größe, Abgrenzung, Weg | ZZZ | Zeit |

**Modifikation Differentialfacette (Hierarchie)**   Codebereich 100–799

*WWW.*   *Grad, Ausdehnung*
110  leicht
111  mittel
112  schwer
120  oberflächlich
121  tiefer
122  tief

*XXX.*   *Größe, Abgrenzung, Weg*
110  klein
111  mittel
112  groß, Vergrößerung
113  übergroß
120  im Gesunden
121  knapp im Gesunden
122  nicht im Gesunden
123  fokal
124  perifokal
125  miliar
130  ascendierend
131  descendierend
132  fortgeleitet, Durchwanderung
140  kleinherdig, petechial, Ekchymosen
141  großherdig
142  konfluierend, flächenhaft, diffus, disseminiert
143  scharf begrenzt, umschrieben
150  kleintropfig
151  mitteltropfig
152  grobtropfig

*YYY.*   *Krankheit*
100  Endzustand nach Krankheit oder Verletzung
200  Endzustand nach Therapie
250  therapeutische Prophylaxe
300  sicherer Ausschluß einer Krankheit oder Verletzung oder Rezidiv
350  Beobachtung ohne medizinische Fürsorge
400  Weiterbestehen des Verdachtes, Differentialdiagnose, fraglich
450  symptomatisch
550  konkomtant, Begleitzustand
600  Weiterbestehen des Verdachtes mit Kontrollen

*ZZZ.*   *Zeit*
100  frisch (bis 7 Tage)
111  älter (bis 30 Tage)
112  alt (über 30 Tage)
120  beginnend
121  floride
122  rezidivierend, paroxysmal, intermittierend
123  fortschreitend, progressiv

| | | | | |
|---|---|---|---|---|
| 130 | perakut | | 140 | (zu) früh |
| 131 | akut (plötzlich) | | 141 | (zu) spät |
| 132 | subakut | | 142 | spontan |
| 133 | subchronisch | | 150 | primär |
| 134 | chronisch | | 151 | sekundär |
| 135 | extrem chronisch | | | |

*Sitzungsberichte der Heidelberger Akademie der Wissenschaften*
*Mathematisch-naturwissenschaftliche Klasse*

Jahrgang 1975, 1. Abhandlung
M. Ratzenhofer, Universität Graz
**Molekularpathologie**
(Vorgelegt in der Sitzung vom 26. Oktober 1974)
13 Abbildungen, 40 Seiten. 1975.
Geheftet DM 32,—; ca. US $ 13.20. ISBN 3-540-07222-5

Jahrgang 1975, 2. Abhandlung
E. Kauker, Kassel
**Vorkommen und Verbreitung der Tollwut in Europa
von 1966—1974** (Vorgelegt in der Sitzung vom 14. 12. 74)
Mit einem Vorwort von H. J. Jusatz
2 Kartenblätter, 1 Diagramm, 23 Tabellen, 44 Seiten. 1975.
Geheftet DM 19,—; ca. US $ 7.80. ISBN 3-540-07272-1

Jahrgang 1975, 3. Abhandlung
H. E. Bock, Tübingen
**Die Bedeutung von Konstellation und Kondition für ärztliches
Handeln** (Gehalten in der Sitzung vom 1. 2. 1975)
6 Abbildungen, 25 Seiten. 1975.
Geheftet DM 16,—; ca. US $ 6.60. ISBN 3-540-07425-2

Jahrgang 1975, 4. Abhandlung
G. Schettler, Heidelberg
**Neue Ergebnisse der klinischen Fettstoffwechselforschung**
(Vorgelegt in der Sitzung vom 19. 4. 75)
14 Abbildungen, 3 Tabellen, 25 Seiten. 1975.
Geheftet DM 20.—; ca. US $ 8.20. ISBN 3-540-07589-5

Jahrgang 1976, 1. Abhandlung
W. Bersch, Ludwigshafen; W. Doerr, Heidelberg
**Reitende Gefäße des Herzens.** Homologiebegriff und Reihen-
bildung (Vorgelegt in der Sitzung vom 13. 12. 75)
29 Abbildungen, 82 Seiten. 1976.
Geheftet DM 38.—; ca. US $ 15.60. ISBN 3-540-07641-7

Jahrgang 1976, 2. Abhandlung
H. Schipperges, Universität Heidelberg
**Arabische Medizin im lateinischen Mittelalter**
(Gehalten in der Sitzung vom 5. 7. 1975)
83 Abbildungen, 192 Seiten. 1976.
Geheftet DM 68,—; ca. US $ 27.90. ISBN 3-540-07765-0

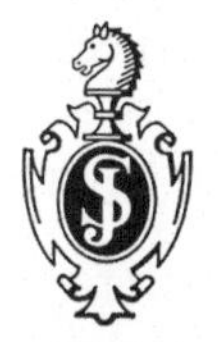

Springer-Verlag
Berlin
Heidelberg
New York
(in Kommission)

*Supplement-Bände*
*Sitzungsberichte der Heidelberger Akademie der Wissenschaften*
*Mathematisch-naturwissenschaftliche Klasse*
*Veröffentlichungen aus der Forschungsstelle f. Theoretische Pathologie*

Jahrgang 1975
V. Becker, Universität Erlangen-Nürnberg; H. Schmidt, Friedenfels
**Die Entdeckungsgeschichte der Trichinen und der Trichinosis**
18 Abb. V, 59 S. 1975. Geb. DM 28,—; ca. US $ 11.50. ISBN 3-540-07590-9

Die Trichine wurde als harmloser Parasit in Mensch und Tier angesehen, bis
F.A. Zenker 1860 diesen Parasiten als Todesursache bei einer jungen Frau erkannte und so die Trichinose als Krankheitsbegriff einführte. Der Briefwechsel zwischen den Trichinenforschern Rudolf Virchow, Rudolf Leuckart und F.A. Zenker gibt die Spannung der Entdeckungsmonate mit den – später so heftig umstrittenen – Prioritäten sowie dreier unterschiedlicher Forschernaturen wieder.

Jahrgang 1976, Supplement 1
H. Hamperl, **Robert Rössle in seinem letzten Lebensjahrzehnt (1946–1956)**
dargestellt an Hand von Auszügen aus seinen Briefen an H. und R. Hamperl
Herausgegeben, mit einem Nachwort versehen, illustriert und kommentiert von
W. Doerr
8 Abb. IX, 78 S. 1976. Geb. DM 32,—; ca. US $ 13.20. ISBN 3-540-07915-7

In diesem Supplementband, der zum 100-jährigen Geburtstag des großen Pathologen Robert Rössle erscheint, werden Auszüge aus den über 100 Briefen veröffentlicht, die Rössle in der Zeit von 1946 bis 1956 an seinen Schüler Herwig Hamperl und dessen Ehefrau Ruth geschrieben hat. Die Briefe sind ein lebendiges Zeugnis der Persönlichkeit Rössles und der damaligen schicksalsschweren Zeitumstände.

Jahrgang 1976, Supplement 2
W.-W. Höpker, **Obduktionsgut des Pathologischen Institutes der Universität Heidelberg 1841–1972**
Eine tabellarische Übersicht aus 66.868 verschlüsselten Sektionsprotokollen
Unter Mitarbeit von E. Fritsch, U. Fritsch, C. Krusche, I. Löser, H. Orbeck,
R. Schieber und M. Schüßler
XV, 331 S. 1976. Geb. DM 58,—; ca. US $ 23.80 ISBN 3-540-07936-X

Springer-Verlag Berlin Heidelberg New York (in Kommission)